JN070480

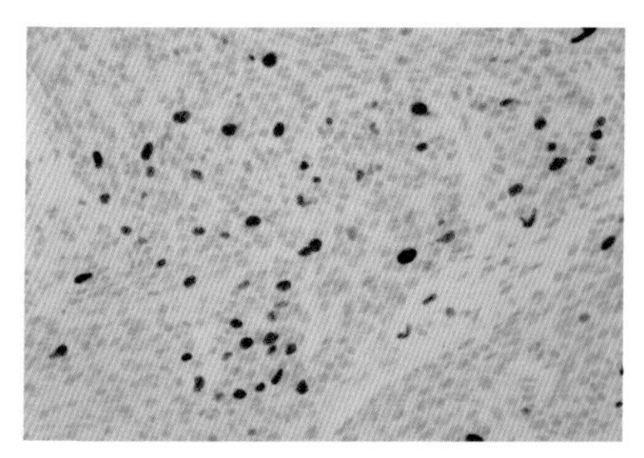

口絵1　Ki-67

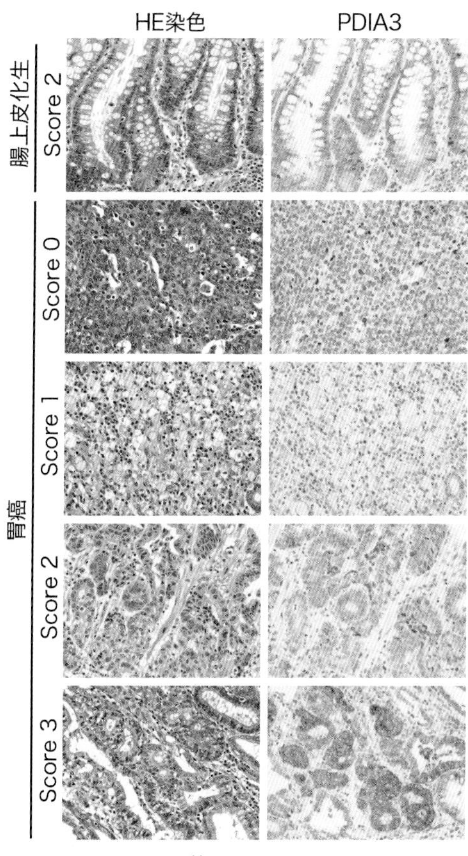

口絵2　PDIA3

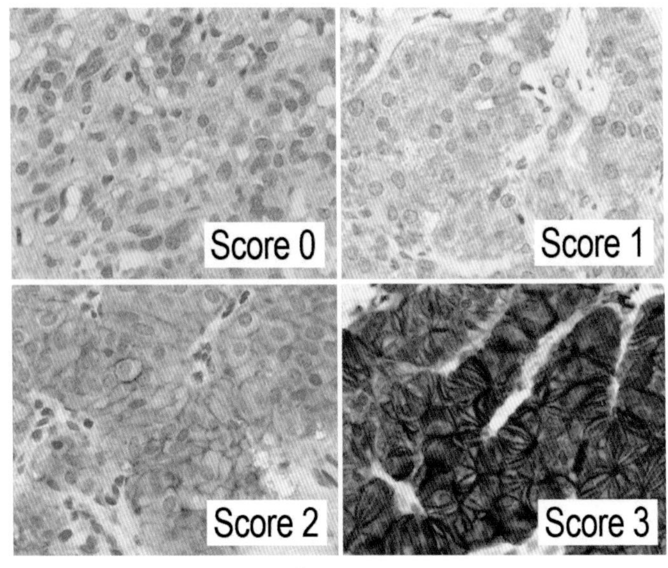

口絵3　SSTR2

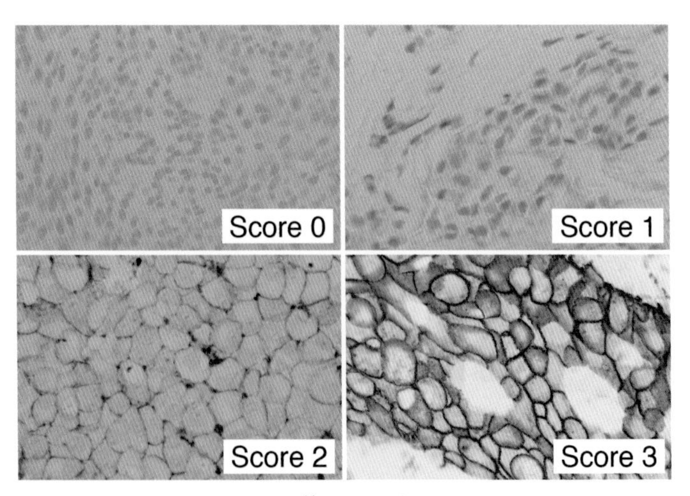

口絵4　HER2

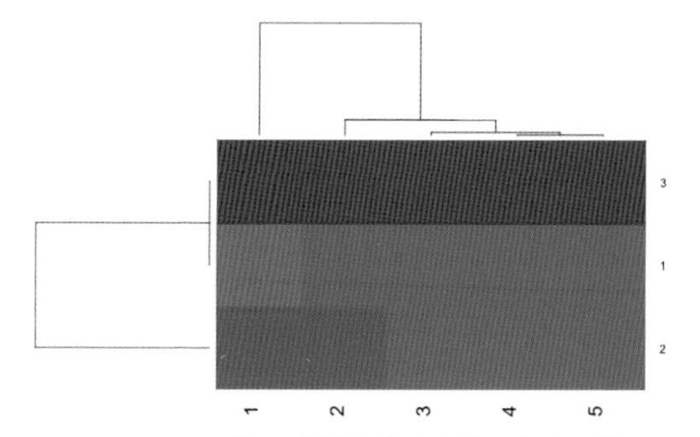

口絵5　相関によるクラスタリング

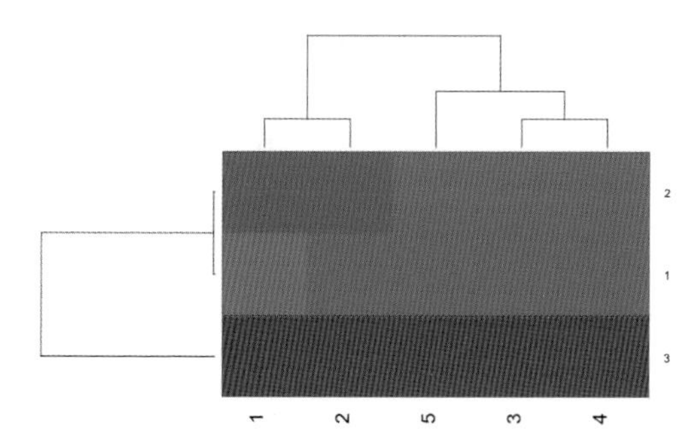

口絵6　ユークリッド法によるクラスタリング

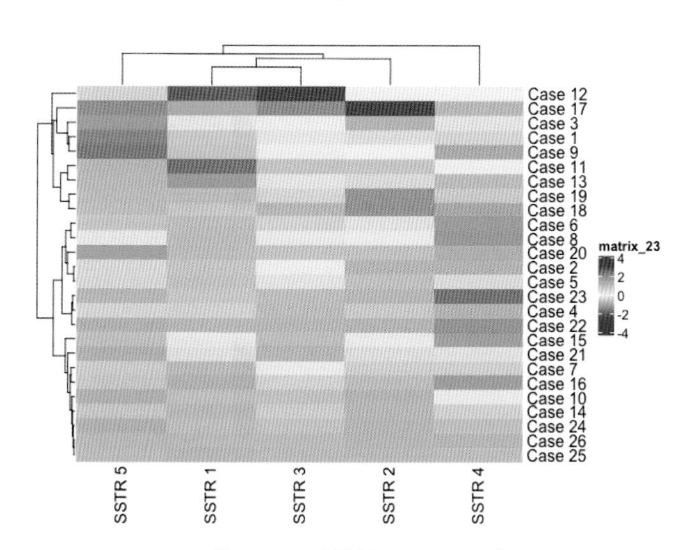

口絵7　SSTR発現のヒートマップ

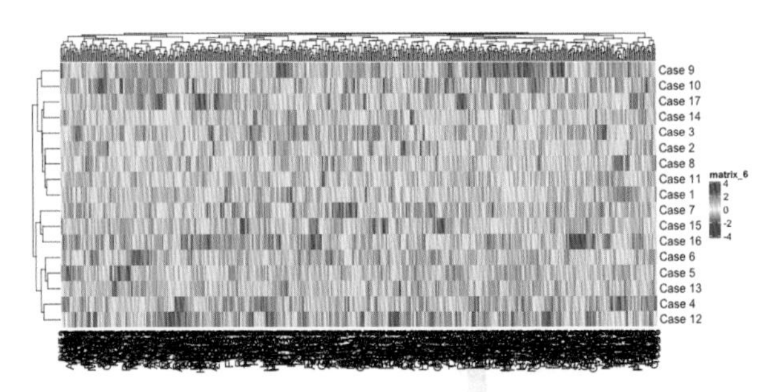

口絵8　Heatmapによるヒートマップ

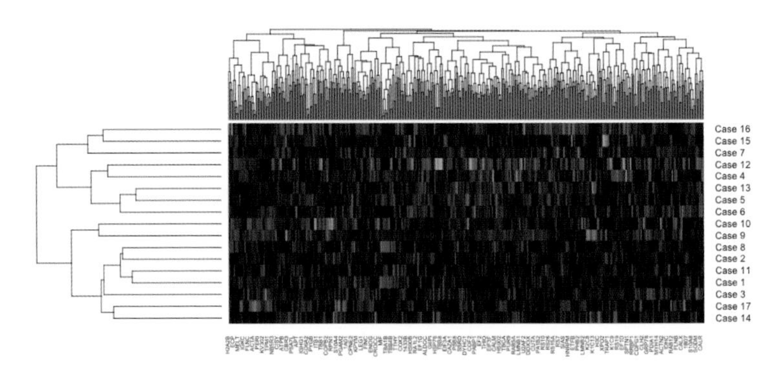

口絵9　heatmap.2によるヒートマップ

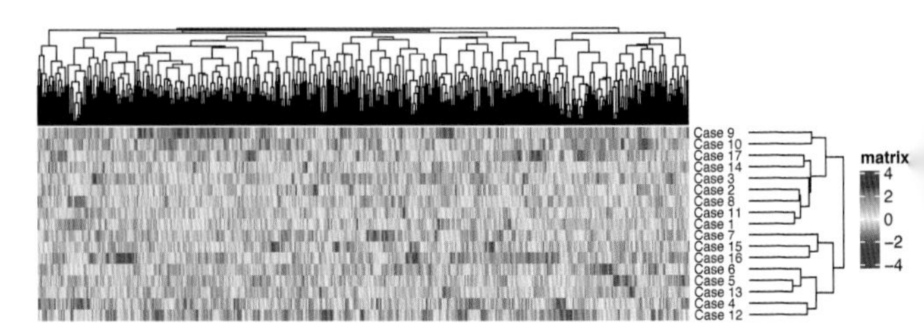

口絵10　胃癌のタンパク質発現のクラスター解析

Rの第一歩

Rで解析して論文を書く

和田龍一

丸善プラネット

はじめに

本書では、Rの初心者の方、これから使ってみたいと思っている方を対象として、Rによる統計解析の基本を学ぶとともに、これまで実際に発表された論文のデータを使って、Rで統計解析を行い、データを整理し、図表を作成するという、学会発表や論文投稿のプロセスを疑似体験します。

RのPackageにもサンプルデータが付属していますが、解析してもなんだか実感が湧きません。実際に論文として発表されたデータを用いることで、データの考察の工夫、図や表の作成といった研究成果をまとめていく臨場感を感じることができると思います。

Rで統計解析を行うにはコマンドラインでコードを入力する必要があり、データの構成や出力される結果も複雑です。なによりも、解析のための適切なPackageがわからず、Rを使ってみようとインストールをしたものの、データをどのように構成するのか、どのPackageを使用すべきかわからず、エラーばかりが出て解析を断念された方もいると思います。

本書ではRStudioを使います。RStudioはRの操作環境を提供するソフトウエアの一つで、コードの入力、Packageの管理、データファイルの読込み、そして結果の出力を簡便に行うことができます。解析自体はコマンドラインの入力が必要ですが、データの読込みから結果の出力までを一つのアプリケーションの作業環境で進めることができます。

医学・医療系のデータは質的変数が多く、解析を行うにあたり数量化が必要です。著者は病理医で、免疫染色のデータの数量化には頭を悩ませてきました。免疫染色の結果をスコア化するには工夫が必要です。そこで、免疫染色を含め、医学・医療系のデータの数量化について説明を加えました。また、今回解析に使用する発表論文のデータについても、数量化をどのように行ったか解説しました。

クラスタリングや判別解析などの多変量解析は非常に重要となっています。統計学的な解析もさることながら、種々の解析手法を用いてデータを多方面から見ることができるのがRによる解析の最大の利点です。本書で説明するクラスタリングと判別解析については、問題も多々あるかと思いますが、興味深い方法と思いますので、是非、御自分のデータでも試していただきたいと思っています。

本書でのRでの解析結果は、実際の論文の解析結果とは全く同じにはなっていません。論文執筆時には他の解析ソフトを使っています。アルゴリズムや計算手法が必ずしも同じではないこともあり、少々異なる結果を出すことは御理解いただきたいと思います。また、統計解析の理論的な背景は、成書を参考にしていただきたいと思います。

浅学のため多数の誤りがあると思います。御指摘いただければ幸いです。

最後に、これまで一緒に研究をしてきた先生方、そして、データの使用を快諾してくれた日本医科大学の新井洋紀先生と早川朋宏先生に感謝します。

医療・医学系の研究に携わる、特に若い研究者や大学院生の方々が、Rを使って多角的にデータ解析を行い、論文を発表できることを心から願っています。

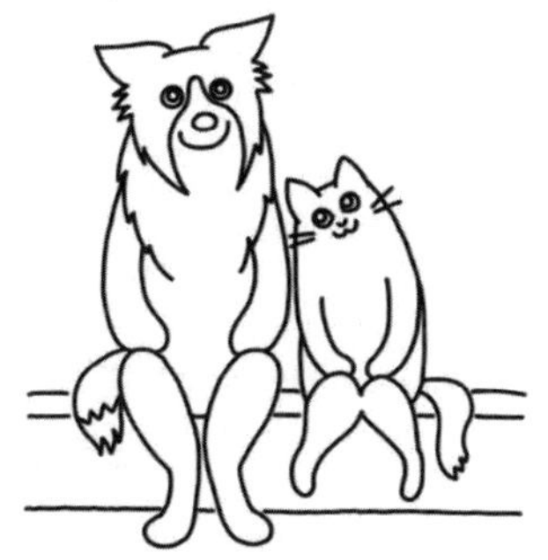

“ケンとユキも一緒に勉強します”

目次

口絵カラー図

はじめに …… i
1　RとRStudioの導入 …… 1
Rのインストール …… 1
RStudioのインストール …… 1
RStudioのウインドウ …… 2
コードの入力 …… 3
特殊文字 …… 4
2　PackageとFunction …… 5
PackageとFunction …… 5
本書で使用するPackage …… 5
PackageのSessionへの読み込み …… 8
3　数量化と解析データ …… 10
変数の種類 …… 10
数量化 …… 10
免疫染色の評価と数量化 …… 11
臨床データの数量化 …… 15
本書で用いる解析データ …… 16
4　データの入力と構造化 …… 23
データの種類 …… 23
変数の作成 …… 24
データの構造化 …… 26

5　ファイルの読込みと取扱い …… 30
ファイルの読込み …… 30
データの変換 …… 33
データの抽出 …… 34
データの集計 …… 36
6　データの俯瞰 …… 38
基本統計量 …… 38
ヒストグラム …… 39
グループ散布図 …… 40
多変量の俯瞰 …… 41
二次元散布図 …… 43
7　2群の比較 …… 44
Mann-Whitney U検定 …… 44
t検定 …… 45
8　多群の比較 …… 47
Kruskal-Wallis検定 …… 47
Bonferroni法 …… 48
Steel-Dwass法 …… 49
一元配置分散分析 …… 51
Tukey法 …… 52
9　分割表 …… 54
カイ二乗検定 …… 54
10　生存時間分析 …… 61
単変量解析 …… 61
多変量解析 …… 65
Kaplan-Meier解析とログランク検定 …… 66

11　相関・回帰 ………… 68
Speareman の順位相関係数 ………… 68
線形単回帰 ………… 69
ロジスティック回帰 ………… 73
12　主成分分析 ………… 77
13　クラスター解析 ………… 81
解析手順 ………… 81
距離の計算方法 ………… 82
階層的クラスター解析 ………… 86
14　判別分析 ………… 91
muma による解析 ………… 91
S-plot による変量の解析 ………… 93
15　発表用の図の作成 ………… 99
ggplot 2 による作図 ………… 99
出力方法 ………… 100
ヒストグラム ………… 101
グループ散布図 ………… 107
二次元散布図 ………… 109
ヒートマップ ………… 114
Kaplan-Meier 曲線 ………… 116
作図のポイント ………… 120
参考資料 ………… 122
和文・英文索引 ………… 124

第1章　RとRStudioの導入

本書では、MacでRStudioを使って統計解析を行います。RとRStudioのインストールと操作は、MacもWindowsもほぼ同じです。

Rのインストール

まず、Rをインストールします。The R Foundationのホームページ（https://www.r-project.org）にアクセスし、MacまたはWindows用のインストーラーをダウンロードします。インストールには特別の設定は必要ありません。インストーラーの指示通りインストールします。Rを立ち上げ、プロンプト“>”が表示されれば、インストール完了です。本書の執筆時の2020年8月での最新版は、version 4.02です。

RStudioのインストール

次に、RStudioをインストールします。RStudioのホームページ（https://rstudio.com）にアクセスします。RStudio DesktopのOpen Source LicenseのFree版をダウンロードしてインストールして下さい。インストールに特別の設定は必要なく、インストーラーの指示通りインストールして下さい。本書の執筆時の2020年8月での最新版は、version 1.3です。

作業用のworking directoryを設定します（**図1-1**）。本書ではExcelで作成したファイルの読み込みや、解析結果の書き込みを行うので、わかりやすい場所が良いと思います。MacではホームフォルダにRProjectというフォルダを作るのが良いと思います。

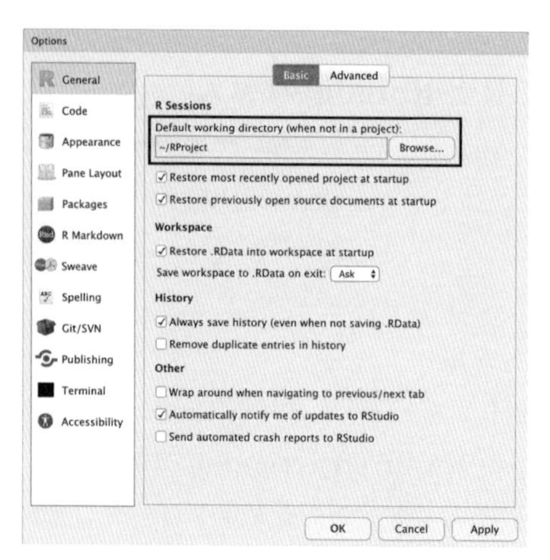

図1-1　Working directoryの設定

RStudioのウインドウ

RStudioには四つのウィンドウがあります（図1-2）。

左上のウインドウには、読み込んだデータファイルや、Rのソースコードが表示されます。Sourceウインドウと呼ぶことにします。

左下のウインドウには、ConsoleとTerminal、Jobsのタブがあります。Consoleには現在進行しているSessionが表示されます。プロンプト“>”に続いて、コマンドや、変数や関数のコードの入力を行います。Terminalは、Macに付属するソフトウエアのTerminalの操作が可能です。TerminalとJobsは本書では使用しません。Consoleウインドウと呼ぶことにします。

右上のウインドウには、Environment、History、そしてConnectionsのタブがあります。Environmentには現在保持されている変数が表示されます。HistoryにはConsoleで入力された

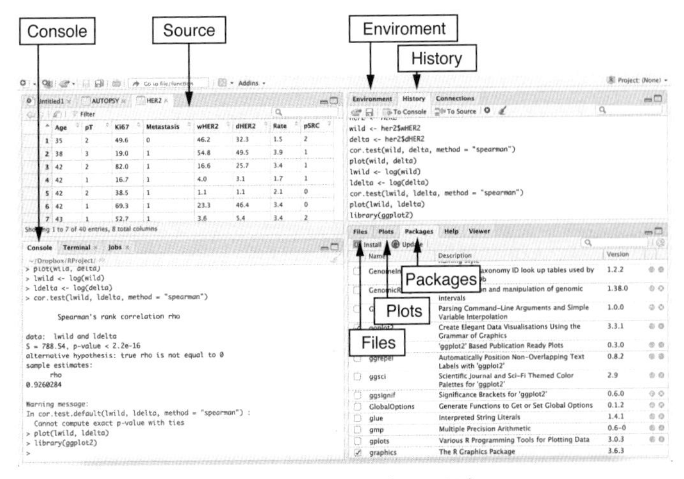

図1-2　RStudioのウィンドウ

コードが記録されます。本書ではConnectionsは使用しません。

右下のウインドウには、**Files**、**Plots**、**Packages**、**Help**、**Viewer**のタブがあります。**Files**タブにはworking directory内のファイルが表示されますが、コンピュータ内のファイルを参照することができます。**Plots**タブには出力したグラフが表示されます。**Packages**タブには、現在インストールされているPackageがリスト表示されます。

コードの入力

Rはコマンドラインで入力する必要があり、少々面倒な印象があります。しかしながら、インタプリタ方式のプログラム言語ですので、エラーをすぐに指摘してくれます。このエラーメッセージに落胆せずに、修正して、再度入力します。**History**タブには、これまで入力したコードが記録されています。再入力する場合には、コードを選択してreturnキーを押すと、Consoleに表示されます。エラーを起した部分を修正して再度実行して下さい。長いコードを入れ直す場合には非常に助かる機能です。また、パラメータを変えて再解析を行う場合にも使えます。考えながら、解析を繰り返し行えるのはRStudioの利点のひとつです。

本書では、Consoleに入力するコードを太字で表記します。Rの出力は通常の文字で表記します。

特殊文字

Rでは“~”を入力する必要があります。英語キーボードではtabキーの上、日本語キーボードでは、英語の入力モードで、Shift+“^”、ひらがなの“へ”のキーで入力します。

第2章　Package と Function

Package と Function

Packageには、統計計算を行う関数（Function）や、結果を図や表として出力する関数、そして例題となるデータやHelpファイルが含まれます。

Functionがどのような解析を行い、結果を出力するのか、また、どのような引数を必要とするのかは、**Help**タブで確認できます。また、Helpの内容は、Web上のR documentation（https://www.rdocumentation.org）でも見ることができます。

PackageとFunctionは、大文字と小文字を区別します。気を付けないと、別のPackageのFunctionを呼び出してしまうので注意が必要です。

本書で使用するPackage

本書で使用するPackageは、解析に最低限必要なものにとどめています。使用するPackageは（**表2-1**）にまとめました。RとRStudioのインストールが済み、working directoryの設定の後に、あらかじめ、これらのPackageをCRANとBioconductorからインストールして下さい。

Packageのインストール

Packageのインストールは、**Packages**タブの**Install**から行います。

表れるウィンドウでダウンロードサイトにはCRANを選択して、Package名を入力すると、Installボタンがアクティブになり

表2-1　本書で使用するPackages

1	すでにインストールされているPackage
	Sessionの立ち上げ時に読み込まれるPackage
	base
	datasets
	graphics
	grDevices
	methods
	stats
	utils
	Sessionに読み込む必要があるPackage
	survival
	ファイル読込み時にRStudioが読み込むPackage
	readr
	readxl
2	CRANからインストールするPackage
	epiDisplay
	factoextra
	FactoMineR
	gplots
	ggplot2
	ggpubr
	muma
	NSM3
	survminer
3	Bioconductorからインストールする Package
	ComplexHeatmap

ます（**図2-1**）。Packageによっては、他のPackageを必要としますが、Install dependenciesをチェックすると、必要なPackageもインストールされます。インストールが終了すると、リストにPackageが表示されます。万が一表示されない場合には、RStudioを一度終了して、再起動して下さい。

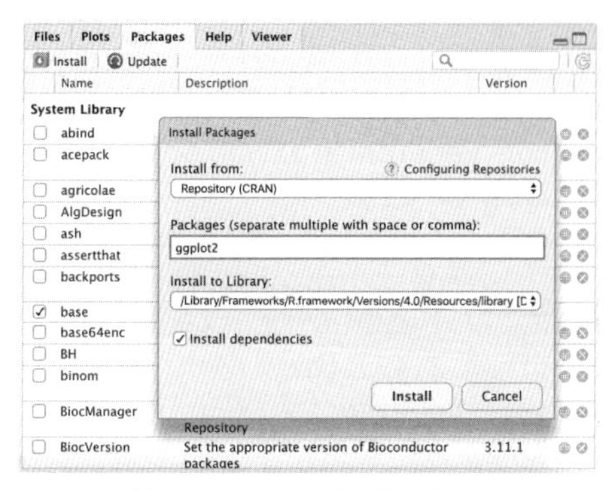

図2-1　Packageのインストール

BiocManagerのインストール

Bioconductor（https://bioconductor.org/）には、アレイのデータ解析のPackageなど、多数の生物学的実験の解析用のPackageが登録されています。

BioconductorのPackageを使うためには、下記のコードをBioconductorのホームページからコピーしてConsoleにペーストして、BiocManagerをインストールします。BiocManagerはRのversion 3.5以上に対応しています。BiocManagerは定期的にアップデートされますので、Bioconductorのホームページで確認して下さい。本書の執筆時の2020年8月での最新版は、version 3.11です。

```
if (!requireNamespace("BiocManager", quietly =
TRUE))
      install.packages("BiocManager")
BiocManager::install(version = "3.11")
```

本書で用いるComplexHeatmapのPackageのインストールは、

次のように行います。

```
> BiocManager::install("ComplexHeatmap")
Bioconductor version 3.11 (BiocManager 1.30.10),
R 4.0.2 (2020-06-22)
Installing package(s) 'ComplexHeatmap'
trying URL 'https://bioconductor.org/
packages/3.11/bioc/bin/macosx/contrib/4.0/
ComplexHeatmap_2.4.3.tgz'
Content type 'application/x-gzip' length 2669889
bytes (2.5 MB)
==================================================
=
downloaded 2.5 MB
(以下省略)
```

一般に、BioconductorからのPackageのインストールは、

```
> BiocManager::install("Package名")
```

でインストールします。

PackageのSessionへの読み込み

すでにインストールされているPackageには、立ち上げ時点でSessionに読み込まれているPackageと、必要に応じてSessionに読み込む必要のあるPackageがあります。

インストールされたPackageをSessionに読み込むには、**Packages**タブに表示されているPackageにチェックを入れます。**Console**に**library(...)**と表示され読み込まれます。他のPackageを必要とする場合がありますが、そのようなPackageも同時に読み込まれます。

本書では、解析にあたりSessionに読み込む必要のある

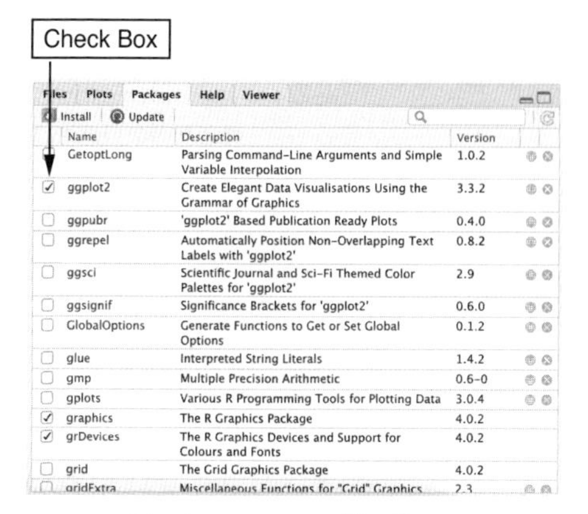

図2-2　Packageの読み込み

Packageは、解析の冒頭で“使用Package”として明記します。

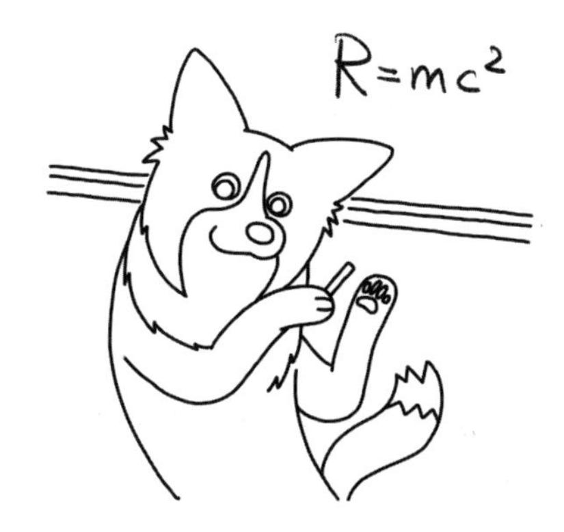

第3章　数量化と解析データ

変数の種類

一般的に、変数には、量的変数（quantitative variable）と質的変数（qualitative variable）があります。

量的変数には、とびとびの値をとる離散変数（discrete variable）と、連続した量を示す連続変数（continuous variable）があります。体温のように差で示す変数を間隔尺度（interval scale）といい、年齢や体重、血糖値や白血球数のように差でも比率でも示すことができる変数を比例尺度（proportional scale）といいます。

質的変数には、名義尺度（nominal scale）と順序尺度（ordinal scale）があります。名義尺度は、男性と女性や、病気があるかないか、また、陽性や陰性といった変数です。癌のステージ（Stage）のIからIVといった数字は、入れ替えることのできない順序尺度です。

数量化

量的変数はそのまま統計解析に用いることができます。質的変数については量的変数に置き替える、数量化を行います。

名義尺度である男性や女性といったデータは、男性を1、女性を0、何らかの基礎疾患の有無については、ある場合に1、ない場合に0と数量化できます。数字の順序を入れ替えても大きな問題となりません。一方、順序尺度である癌のステージのIからIVは1から4に数量化できますが、数字を入れ替えることはできません。

免疫染色の評価と数量化

染色結果の評価は、単純に陽性と陰性として定性的（qualitative）に評価する場合と、染色強度（staining intensity）や染色比率（staining proportion）として、半定量的（semi-quantitative）に評価する場合があります。また、陽性細胞率（%）を定量する場合もあります。

評価にあたっては、まず、免疫染色が適切に行われていることを確認します。切片内の内因性コントロール（internal control）やスライドに同時に乗せたコントロール切片を参考に確認します。次に、注目する分子がどこに発現するのか、その細胞生物学的な意義も考慮しながら、陽性像を判定します。

本書で使用する解析データにでてくる分子の染色性の評価の方法を提示します。

Ki-67

Ki-67は腫瘍の悪性度やグレード（grade）の評価のために多用されるマーカーです（*J Immunol* **133**:1710, 1984）。細胞周期のG0期以外にある細胞に発現する分子で、核に局在します（**図3-1**）。通常、免疫染色で核が陽性となる細胞の頻度（%）を算出

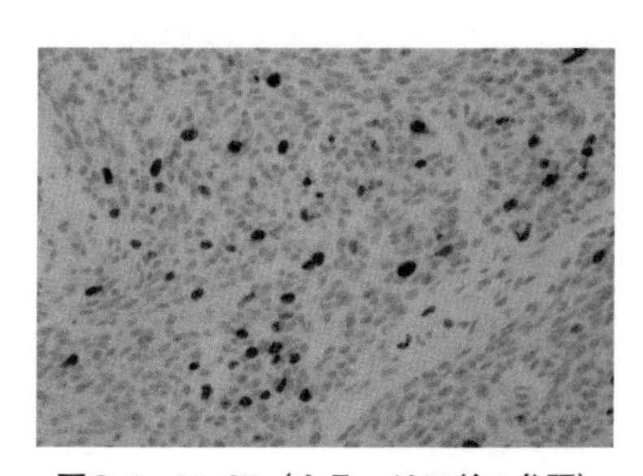

図3-1　Ki-67（カラーは口絵1参照）

します。

Estrogen receptor と progesteron receptor

Estrogen receptor（ER）と progesteron receptor（PgR）は転写因子で、核に局在します。

1 J-score

乳癌取扱い規約では、J-score として算出します。核に陽性を示す細胞を1%、10%、50%で区切りで判定します（**表3-1**）。

2 Allred score

Allred らが提唱した方法です（*Mod Pathol* **11**:155, 1998）。染色比率スコア（proportion score）と染色強度スコア（intensity score）を求め、その和の総スコア（total score）から陽性か陰性を判定します（**図3-2**）。

PDIA3

Protein disulfide isomerase family A member 3（PDIA3）は合成されたタンパク質のフォールディングの補助やタンパク質の安定化に関与する分子です。粗面小胞体に多く存在するので、免

表3-1　J-score

判定スコア	陽性細胞数
Score 0	陰性
Score 1	陽性細胞占有率 1%未満
Score 2	陽性細胞占有率 1%以上 10%未満
Score 3a	陽性細胞占有率 10%以上 50%未満
3b	陽性細胞占有率 50%以上

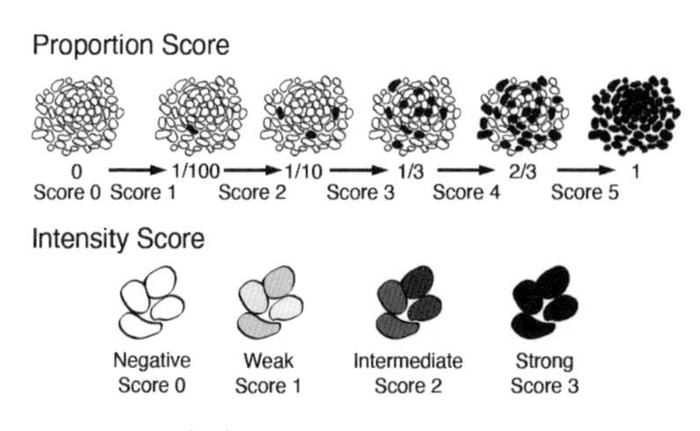

図3-2　Allred score

疫染色では細胞質が陽性となります。

胃癌におけるPDIA3の発現を半定量的にスコア化します。内因性のコントロールとして腸上皮化生をきたした上皮細胞が陽性となるので、その染色強度をScore 2とします。全く染まらない場合をScore 0とし、Score 2より弱いものをScore 1、強い染色性をScore 3として評価します（**図3-3**）。さらに、腫瘍組織における陽性細胞の占める比率を10%刻みで評価します。各染色強度（score 1-3）とそれに対する陽性細胞比率（%）の積の和をH-scoreとして算出します（*Oncol Rep* **41**:2265, 2019）。

SSTR2

Somatostatin receptor type 2（SSTR2）は、内分泌細胞の細胞膜に発現する7回膜貫通型の受容体で、ソマトスタチンが結合してホルモンの分泌を抑制します。Volanteらは発現強度から、0から3のScoreとして判定し、シンチグラムと相関することを示しています（**図3-4**）（*Mod Pathol* **20**:1172, 2007）。

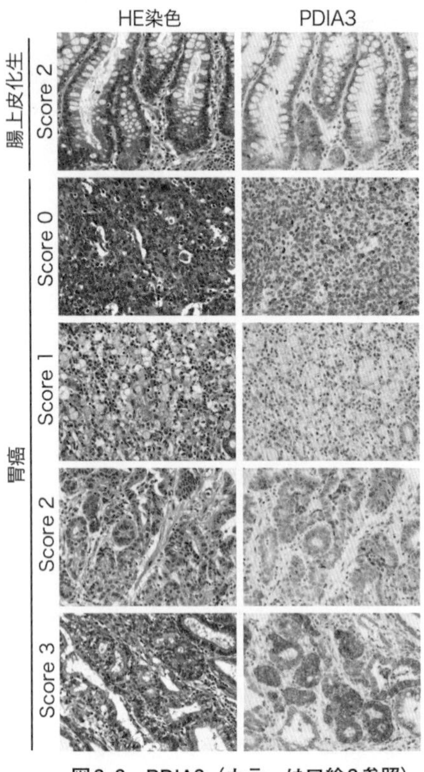

図3-3　PDIA3（カラーは口絵2参照）

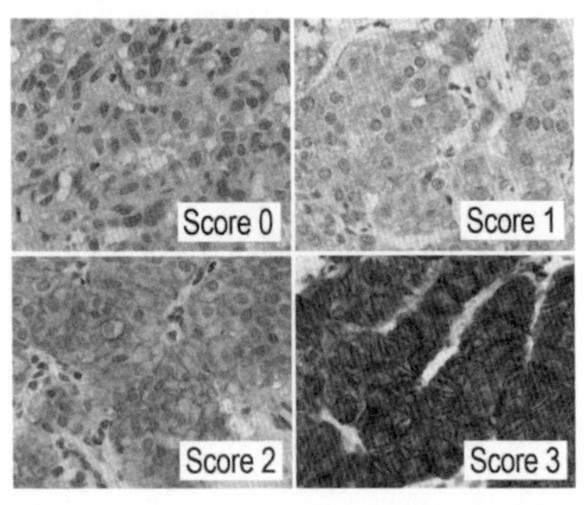

図3-4　SSTR2（カラーは口絵3参照）

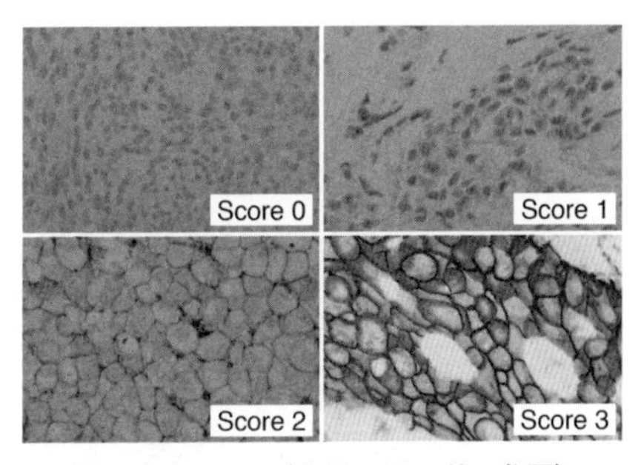

図3-5　HER2（カラーは口絵4参照）

HER2

Human epidermal growth factor type 2（HER2）は細胞膜上に発現する受容体型チロシンキナーゼです。細胞膜上のHER2の発現を0から3のScoreとして判定します（**図3-5**）（乳癌取扱い規約）。

免疫染色で使用した抗体や染色方法と判定方法は、論文に詳しく記載する必要があります。正常では核に発現する分子が、病的状態では細胞膜に発現する場合もあるので、生物学的な意義や病的意義と判定法がきちんと合致しなくてはなりません。

臨床データの数量化

年齢、体重、体温や血液中の電解質といったデータは、そのまま量的変数として統計解析に用いることができます。性別や予後、既往歴といった項目は質的変数であり数量化します。癌のstageやperformance statusは数値化できますが、順序を入れ替えることのできない順序尺度であることは念頭に置く必要があります。

生存期間解析においては、予後は死亡（death）を1に、打ち切り（censored）を0と設定し、基礎疾患の有無は、基礎疾患のある場合を1に、ない場合を0に設定します。免疫染色結果については、陽性を1に、陰性を0に設定できます。Ki-67の定量的なデータやH-scoreなどの半定量的データは、中央値以上を1に、中央値未満を0と設定します。名義尺度はどのように0と1を割り当てるのか考えます。このようなデータを用いたリスクの計算では、因子が1増えるとodds ratioがどれくらい変化するのかが計算されます。

本書で用いる解析データ

本書での統計解析には、これまで発表してきた論文のデータを用います。糖尿病ラットのデータのみ、過去の実験に基づいた創作です。論文で発表した研究の概略を示すとともに、質的変数をどのように数量化して、解析用データを構成したか説明します。データはExcelファイルとして作成します。

1 糖尿病ラット

ラットを用いて糖尿病の新規治療薬の効果を検討します。8週齢のラットにストレプトゾトシンを注射して高血糖を誘発します。1週間後、血糖値の上昇を確認して糖尿病ラットとします。対照は正常ラットです。糖尿病ラットと正常ラットを半分に分け、各々に糖尿病治療の新薬を17週齢まで8週間にわたり投与します。実験ラットは、正常ラット、新薬の投与を受けた正常ラット、糖尿病ラット、新薬の投与を受けた糖尿病ラットの4群で、各群8匹です。17週で測定したラットの空腹時血糖のデータです（表3-2）。

解析には、4群すべてを使う場合と、正常と糖尿病ラットの2

群を使う場合があります。この形式のデータを用いた統計解析は非常に多いと思われます。

2 糖尿病と癌の関連

糖尿病と癌の関連を検討した研究です（*W Acad Sci J* **2**:11, 2020）。検討に用いたのは日本病理学会が毎年発行する『剖検輯報』に記載された2005年から2009年の剖検症例で、40歳以上の男性の49,676例のデータです。論文では男女の多数の癌について解析していますが、今回は肝細胞癌（HCC）と膵臓の浸潤性膵管癌（Pancreas）のデータのみとしています（**図3-6**）。糖尿病

表3-2　実験ラットの空腹時血糖値（mM）

正常ラット	4.8	3.8	4.7	4.3	3.9	3.6	4.7	4.6
正常ラット＋治療薬	4.1	4.4	3.7	4.4	4.7	4.4	4.5	4.6
糖尿病ラット	16.1	16.7	15.3	16.4	17.4	16.2	15.9	15.7
糖尿病ラット＋治療薬	10.2	11.4	10.8	9.9	10.2	9.5	10.9	11.7

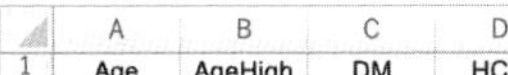

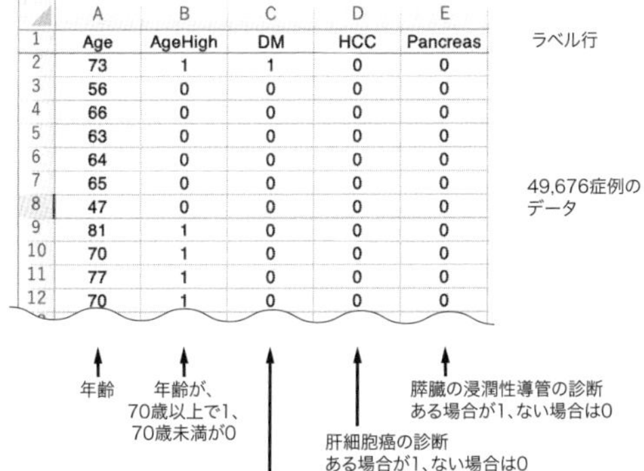

	A	B	C	D	E
1	Age	AgeHigh	DM	HCC	Pancreas
2	73	1	1	0	0
3	56	0	0	0	0
4	66	0	0	0	0
5	63	0	0	0	0
6	64	0	0	0	0
7	65	0	0	0	0
8	47	0	0	0	0
9	81	1	0	0	0
10	70	1	0	0	0
11	77	1	0	0	0
12	70	1	0	0	0

図3-6　AUTOPSY.xlsx

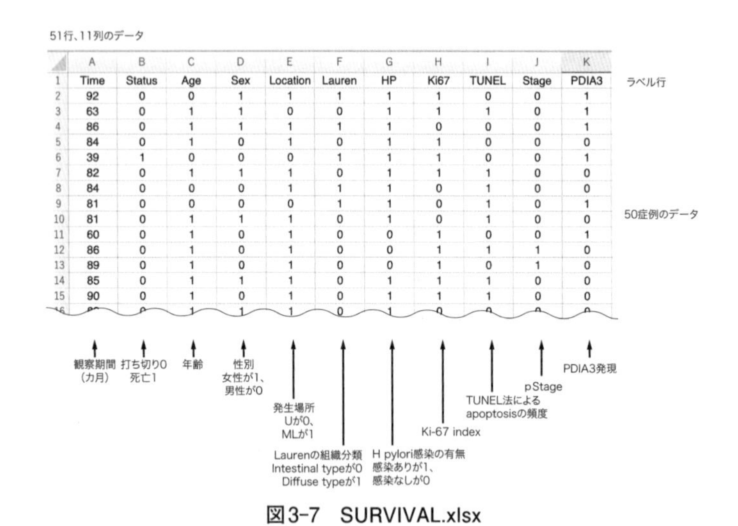
51行、11列のデータ

	A	B	C	D	E	F	G	H	I	J	K
1	Time	Status	Age	Sex	Location	Lauren	HP	Ki67	TUNEL	Stage	PDIA3
2	92	0	0	1	1	1	1	1	0	0	1
3	63	0	1	1	0	0	1	1	1	0	1
4	86	0	1	1	1	1	1	0	0	0	1
5	84	0	1	0	1	0	1	1	0	0	0
6	39	1	0	0	0	1	1	1	0	0	1
7	82	0	1	1	1	0	1	1	1	0	0
8	84	0	0	0	1	1	1	0	1	0	0
9	81	0	0	0	0	1	1	0	1	0	1
10	81	0	1	1	1	0	1	0	1	0	0
11	60	0	1	0	1	0	0	1	0	0	1
12	86	0	1	0	1	0	0	1	1	1	0
13	89	0	1	0	1	0	0	1	0	1	0
14	85	0	1	1	1	0	1	1	1	0	0
15	90	0	1	0	1	0	1	1	1	0	0

図3-7　SURVIVAL.xlsx

の診断がある場合に1、ない場合は0、癌の診断がある場合は1、ない場合を0としています。

3　胃癌におけるPDIA3発現

シャペロンタンパク質のPDIA3の発現と胃癌の臨床病理との関連を解析した論文です（*Oncol Rep* **41**:2265, 2019）。生存時間（Time）は月数、Statusは打ち切り（censored）を0、死亡（death）を1としています（**図3-7**）。その他の因子とPDIA3のH-scoreは、中央値以上の場合に1、小さい場合に0と数量化しています。

4　膵臓の神経内分泌腫瘍におけるソマトスタチン受容体の発現

膵臓原発の神経内分泌腫瘍におけるソマトスタチン受容体（SSTR）の発現と臨床病理との関連について検討した論文です

27行、7列のデータ

	A	B	C	D	E	F	G
1	Sample	SSTR1	SSTR2	SSTR3	SSTR4	SSTR5	IHC
2	PNEN1	71.8	81.9	35.9	30.2	332	3
3	PNEN2	13.3	2.2	48.2		147	0
4	PNEN3	33.4	335.5	51.6	16.2	278.2	3
5	PNEN4	21	47.8	6.9		55	1
6	PNEN5	12.1	26.3	36	15.7	150.1	1
7	PNEN6	8.8	174.3	79.9	47.2	182.3	2
8	PNEN7	8.2	61	48.2	13.1	44	1
9	PNEN8	7.5	121.1	55	48.8	79.9	1
10	PNEN9	76.6	126.2	41.9	3.2	352.1	1
11	PNEN10	10.3	0.9	10.1	19	0.2	0
12	PNEN11	153.3	263.2	98.4	20.3	10.8	2
13	PNEN12	167.7	137.2	274.4	19.4	44.6	0
14	PNEN13	115.4	77.7	34.3	7.8	14.1	2
15	PNEN14	6.5	6.2	17.6	12.9	31.8	1
16	PNEN15	34.5	114.6	102.6	1.3	24.1	3

ラベル行

26症例のデータ

ラベル列　SSTR1 mRNA 発現量　SSTR2 mRNA 発現量　SSTR3 mRNA 発現量　SSTR4 mRNA 発現量　SSTR5 mRNA 発現量　SSTR2の免疫染色のScore

図3-8　SSTR.xlsx

(*Pancreas* **39**:1147, 2010)。SSTRのサブタイプ1-5（SSTR1-SSTR5）のmRNAの定量結果と、免疫染色によるSSTR2の発現スコアのデータを使用します（**図3-8**）。発現スコアはVolanteらの方法に基づいて判定しています。症例数は26例で、21例が膵臓原発の神経内分泌腫瘍で、5例が膵臓原発の浸潤性膵管癌です。SSTR4の発現については、検出限界以下の欠損値が3カ所あります。

5 HER2陽性乳癌におけるHER2スプライスバリアントの発現

HER2陽性乳癌における、HER2 mRNAのスプライスバリアントの一つであるdelta-HER2の臨床的意義について検討した論文です（*Mol Med Rep* **14**:5104, 2016）（**図3-9**）。野性型のwt-HER2 mRNAとdelta-HER2 mRNAの定量結果はwHER2とdHER2の列に入力されています。

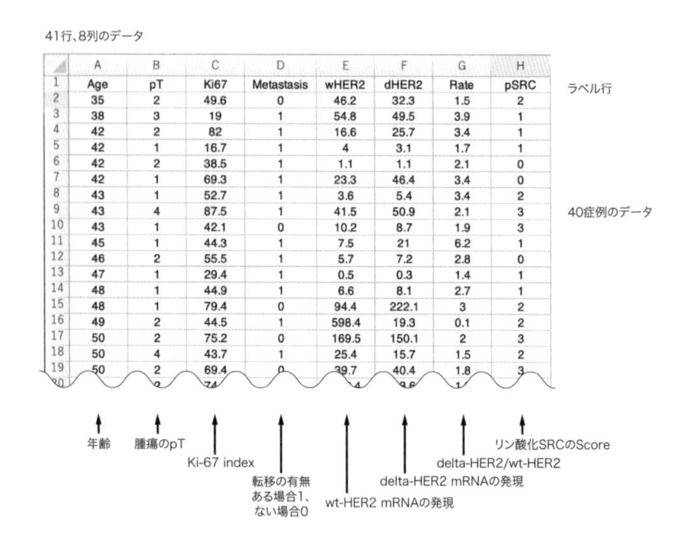

	A	B	C	D	E	F	G	H
1	Age	pT	Ki67	Metastasis	wHER2	dHER2	Rate	pSRC
2	35	2	49.6	0	46.2	32.3	1.5	2
3	38	3	19	1	54.8	49.5	3.9	1
4	42	2	82	1	16.6	25.7	3.4	1
5	42	1	16.7	1	4	3.1	1.7	1
6	42	2	38.5	1	1.1	1.1	2.1	0
7	42	1	69.3	1	23.3	46.4	3.4	0
8	43	1	52.7	1	3.6	5.4	3.4	2
9	43	4	87.5	1	41.5	50.9	2.1	3
10	43	1	42.1	0	10.2	8.7	1.9	3
11	45	1	44.3	1	7.5	21	6.2	1
12	46	2	55.5	1	5.7	7.2	2.8	0
13	47	1	29.4	1	0.5	0.3	1.4	1
14	48	1	44.9	1	6.6	8.1	2.7	1
15	48	1	79.4	0	94.4	222.1	3	2
16	49	2	44.5	1	598.4	19.3	0.1	2
17	50	2	75.2	0	169.5	150.1	2	3
18	50	4	43.7	1	25.4	15.7	1.5	2
19	50	2	69.4	0	39.7	40.4	1.8	3

図3-9　HER2.xlsx

6 胃癌に発現するタンパク質の網羅的解析

胃癌組織で発現するタンパク質の網羅的な発現解析を行った論文です（*Int J Oncol* **52**:978, 2018）。データは、17例の胃癌のタンパク質の発現の網羅的な解析データです。液体クロマトグラフィー・質量分析法で、総数5,338のタンパク質が検出されました。その中で、17症例すべてで発現が検出されたタンパク質483個の発現データを解析します。欠損値はありません。

タンパク質の発現量は、1サンプルあたりのタンパク質の総量を1.0000とした時の、各タンパク質の相対的な発現量として数値化されています。このため数字が非常に小さく、オリジナルのデータに10^4を掛けています（**図3-10**）。

判別解析にも同様のデータを使います。論文執筆時にCluster

18行、484列のデータ

	A	B	C	D	E	F	G	H	I
1	Samples	AHNK	ITB1	PGBM	CROCC	NACAM	TGM2	KCD12	SRC8
2	Case 1	0.8966	0.6488	0.3302	0.3594	0.3488	0.6029	0.9559	0.3765
3	Case 2	2.7078	0.8259	0.9606	0.3921	0.1269	1.1512	3.2446	2.1569
4	Case 3	0.3041	0.3453	0.9414	0.2732	0.3315	0.6017	7.2072	0.7516
5	Case 4	0.1378	0.5086	1.1092	0.2012	0.0977	0.8862	2.4977	0.7379
6	Case 5	0.5153	0.6915	1.1311	0.2052	0.1992	2.8114	4.6694	0.2508
7	Case 6	0.8092	1.5927	1.8090	0.3151	0.0765	3.2375	2.9330	0.2889
8	Case 7	0.8782	0.5892	0.5622	0.3497	0.1697	2.7378	0.3617	1.7099
9	Case 8	0.9860	0.3308	0.6613	0.3490	0.2117	0.3843	1.3538	1.5999
10	Case 9	0.0182	0.5369	0.2683	0.2655	0.7732	1.7151	14.5019	0.9738
11	Case 10	0.0455	0.4475	0.1017	0.1771	0.5585	0.6498	6.5930	1.1363
12	Case 11	0.7156	0.3371	0.1430	0.3557	0.5178	1.9579	0.8277	1.3043
13	Case 12	0.1501	0.2771	0.6042	0.1096	0.2128	0.3218	6.1226	0.4020
14	Case 13	1.0404	0.5585	2.1315	0.4419	0.2681	2.4328	4.4568	0.6078
15	Case 14	0.2698	0.7466	0.9272	0.2462	0.2867	1.7345	4.5832	0.3611
16	Case 15	0.1322	0.9760	0.3843	0.1931	0.3123	3.5902	7.1896	1.1801
17	Case 16	0.6096	0.2727	0.1487	0.5934	0.1047	6.9683	4.0173	0.7913
18	Case 17	0.1234	0.1518	0.1931	0.2402	0.2914	0.3525	0.3726	0.4404

ラベル行

17症例のデータ

483列のタンパク質の発現データ→

症例ラベル

図3-10　PROTEOMICS.xlsx

3.0を用いた解析により得られた二つのクラスターを1と2として、第2列のClassとラベルされた列に入力しています（**図3-11**）。第14章で紹介する判別解析のProjectではcsvファイルを直接読み込んで解析します。Excelでcsvファイルを保存する際には、Comma Separated Values（csv）を選択して保存します。

本書を読んでいる方は、統計解析を行いたい御自分のデータをお持ちのことと推察します。御自分のデータで、どのような解析を行いたいのか念頭に置きながら、数量化の方法やデータの配列などを確認して下さい。

データの配置は重要です。Rでは通常、行がサンプルや症例に、列に因子や変量が配置されます。

また、解析データのファイルを作成する際には、ファイル名にも注意が必要です。RStudioでファイルを読み込むと、ファイル名がdatasetの名前となります。ファイル名がRのコマンドやFunction名といった予約語と同じにならないように注意して下

18行、485列のデータ

	A	B	C	D	E	F	G	H	I	J
1	Samples	Class	AHNK	ITB1	PGBM	CROCC	NACAM	TGM2	KCD12	SRC8
2	Case 1	2	0.8966	0.6488	0.3302	0.3594	0.3488	0.6029	0.9559	0.3765
3	Case 2	2	2.7078	0.8259	0.9606	0.3921	0.1269	1.1512	3.2446	2.1569
4	Case 3	2	0.3041	0.3453	0.9414	0.2732	0.3315	0.6017	7.2072	0.7516
5	Case 4	1	0.1378	0.5086	1.1092	0.2012	0.0977	0.8862	2.4977	0.7379
6	Case 5	1	0.5153	0.6915	1.1311	0.2052	0.1992	2.8114	4.6694	0.2508
7	Case 6	1	0.8092	1.5927	1.809	0.3151	0.0765	3.2375	2.933	0.2889
8	Case 7	1	0.8782	0.5892	0.5622	0.3497	0.1697	2.7378	0.3617	1.7099
9	Case 8	2	0.986	0.3308	0.6613	0.349	0.2117	0.3843	1.3538	1.5999
10	Case 9	2	0.0182	0.5369	0.2683	0.2655	0.7732	1.7151	14.5019	0.9738
11	Case 10	2	0.0455	0.4475	0.1017	0.1771	0.5585	0.6498	6.593	1.1363
12	Case 11	1	0.7156	0.3371	0.143	0.3557	0.5178	1.9579	0.8277	1.3043
13	Case 12	1	0.1501	0.2771	0.6042	0.1096	0.2128	0.3218	6.1226	0.402
14	Case 13	1	1.0404	0.5585	2.1315	0.4419	0.2681	2.4328	4.4568	0.6078
15	Case 14	2	0.2698	0.7466	0.9272	0.2462	0.2867	1.7345	4.5832	0.3611
16	Case 15	2	0.1322	0.976	0.3843	0.1931	0.3123	3.5902	7.1896	1.1801
17	Case 16	1	0.6096	0.2727	0.1487	0.5934	0.1047	6.9683	4.0173	0.7913
18	Case 17	2	0.1234	0.1518	0.1931	0.2402	0.2914	0.3525	0.3726	0.4404

ラベル行

17症例のデータ

483列のタンパク質の発現データ →

↑症例ラベル　↑クラスター

図3-11　MUMA.csv

さい。

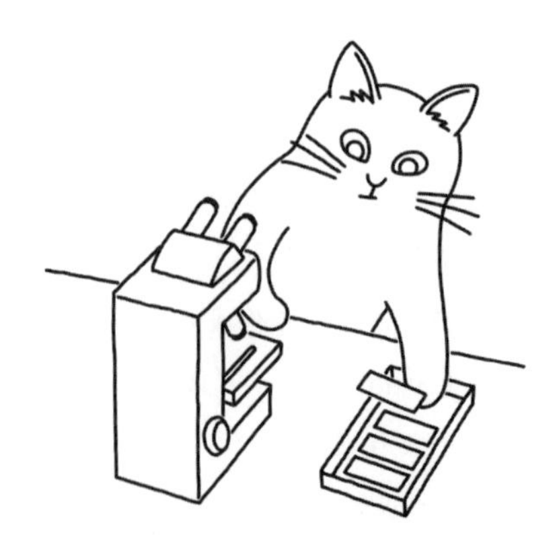

第4章　データの入力と構造化

Rにおけるデータの入力方法と構成方法を示します。本書ではRの基本的な関数を使い、段階的にデータを構造化します。

データの種類

Rでは数値や、文字データなどのデータを扱い、解析を行います。このようなデータをオブジェクトといいます。タイプ（type）はオブジェクトの取扱い形式や格納の属性で、数値（numeric）や文字（character）、因子（factor）などがあります（**表4-1**）。特殊なデータとして欠損値（NA）や無限大（Inf）があります。クラスは行列（matrix）や配列（array）、data.frameなどの独自の構造を示す属性を指します（**表4-2**）。行列は数値のみを扱い

表4-1　タイプ

numeric	
integer	整数
double	倍精度浮動小数点数
single	単精度浮動小数点数
character	文字列
logical	理論値
complex	複素数
factor	因子
raw	バイナリ
date	日付
NA	欠損値
Inf	無限大

表4-2　クラス

matrix	行列
array	配列
data.frame	データフレーム
list	リスト

ますが、data.frameやlistは種々のタイプのデータをその属性を保ったまま構造化できます。

変数の作成

数値や文字のデータを変数としてラベルします。変数名には英数字を使うことができますが、英文字で始まる必要があり、大文字と小文字が区別されます。ピリオド“.”や“_”も使えます。文字列は" "で囲みます。

```
> a <- 10
> b <- 3.141592
> name.city <- "KASHIWA"
```

数値や文字をベクター（vector）とするには**c(...)**のfunctionを用います。

```
> vector_num <- c(10, 3.141592)
> vector_chr <- c("K", "A", "S", "H", "I", "W",
"A")
```

変数の内容を確認するにはラベル名を入力します。

```
> a
[1] 10
> b
[1] 3.141592
> name.city
[1] "KASHIWA"
> vector_num
[1] 10.000000  3.141592
> vector_chr
[1] "K" "A" "S" "H" "I" "W" "A"
```

数値のベクターをつくり、各要素にラベルします。

```
> cont <- c(4.8, 3.8, 4.7, 4.3, 3.9, 3.6, 4.7,
4.6)
> cont
[1] 4.8 3.8 4.7 4.3 3.9 3.6 4.7 4.6
> names(cont) <- paste("rat", 1:8)
> cont
rat 1 rat 2 rat 3 rat 4 rat 5 rat 6 rat 7 rat 8
  4.8   3.8   4.7   4.3   3.9   3.6   4.7   4.6
```

Factorタイプのデータの作成

Factorタイプのデータを作ります。本書では解析の際にグループを示すデータとして使用します。

1から4までの因子が、8個ずつ並ぶfactorデータを作製します。

```
> g <- factor(rep(1:4, c(8,8,8,8)))
> g
 [1] 1 1 1 1 1 1 1 1 2 2 2 2 2 2 2 2 3 3 3 3 3 3
3 3 4 4 4 4 4 4 4 4
Levels: 1 2 3 4
```

最後に表示されるように、factorは単なる数字ではなく、順序を持った入れ替えることのできない序列尺度としての数字です。

文字データのfactorタイプのデータを作製します。

```
> g <- factor(rep(c("Cont", "Cont+Tx", "DM",
  "DM+Tx"), c(8,8,8,8)))
> g
 [1] Cont     Cont     Cont     Cont     Cont     Cont
Cont     Cont
 [9] Cont+Tx Cont+Tx Cont+Tx Cont+Tx Cont+Tx
```

```
Cont+Tx Cont+Tx Cont+Tx
[17] DM       DM       DM       DM       DM       DM
DM       DM
[25] DM+Tx    DM+Tx    DM+Tx    DM+Tx    DM+Tx
DM+Tx    DM+Tx    DM+Tx
Levels: Cont Cont+Tx DM DM+Tx
```

数列の構成

ある範囲の数列を、一定間隔で作ります。

0から1,000までの数字を、100間隔で作成します。

```
> s <- seq(0, 1000, 100)
> s
 [1]    0  100  200  300  400  500  600  700  800
900 1000
```

データの構造化

データの構造化にはいくつかの方法があります。

正常ラット（cont）と糖尿病ラット（dm）の空腹時血糖（fbs）のデータを入力します。

```
> cont <- c(4.8, 3.8, 4.7, 4.3, 3.9, 3.6, 4.7,
4.6)
> dm <- c(16.1, 16.7, 15.3, 16.4, 17.4, 16.2,
  15.9, 15.7)
```

2行のデータとして構造化します。

```
> fbs.r <- rbind(cont, dm)
> fbs.r
```

```
     [,1] [,2] [,3] [,4] [,5] [,6] [,7] [,8]
cont  4.8  3.8  4.7  4.3  3.9  3.6  4.7  4.6
dm   16.1 16.7 15.3 16.4 17.4 16.2 15.9 15.7
```

2列のデータとして構造化します。

```
> fbs.c <- cbind(cont, dm)
> fbs.c
     cont   dm
[1,]  4.8 16.1
[2,]  3.8 16.7
[3,]  4.7 15.3
[4,]  4.3 16.4
[5,]  3.9 17.4
[6,]  3.6 16.2
[7,]  4.7 15.9
[8,]  4.6 15.7
```

行列としてデータを構成します。データは順に行に割り付けられますので、nrowとncolで、行数と列数を指定します。

```
> fbs.mt <- matrix(c(cont, dm), nrow = 8, ncol =
2)
> fbs.mt
     [,1] [,2]
[1,]  4.8 16.1
[2,]  3.8 16.7
[3,]  4.7 15.3
[4,]  4.3 16.4
[5,]  3.9 17.4
[6,]  3.6 16.2
[7,]  4.7 15.9
[8,]  4.6 15.7
```

データの種類や要素数などをstr(...)で概略を表示します。

```
> str(fbs.mt)
 num [1:8, 1:2] 4.8 3.8 4.7 4.3 3.9 3.6 4.7 4.6
16.1 16.7 ...
```

8行2列の行列のデータであることが表示されます。

data.frameとしてデータを構成します。

```
> fbs.df <- data.frame(cont, dm)
> fbs.df
  cont   dm
1  4.8 16.1
2  3.8 16.7
3  4.7 15.3
4  4.3 16.4
5  3.9 17.4
6  3.6 16.2
7  4.7 15.9
8  4.6 15.7
> str(fbs.df)
'data.frame':    8 obs. of  2 variables:
 $ cont: num  4.8 3.8 4.7 4.3 3.9 3.6 4.7 4.6
 $ dm  : num  16.1 16.7 15.3 16.4 17.4 16.2 15.9
15.7
```

data.frameは非常によく使われるデータ形式です。文字列と数字、factorといったタイプの異なるデータを、タイプを保ちつつデータを構造化します。タイプの異なるデータをcbindやrbindを使って構造化すると、より一般性の高い序列のタイプに、通常は文字に、変更されてしまうので注意が必要です。

リスト形式のデータの構成

リスト形式のデータは、数字や文字などのデータを混在させることができます。

```
> a <- c(1,2,3,4,5)
> b <- c(5,4,3,2,1)
> c <- "CAT"
> d <- "DOG"
> x <- list(a, b, c, d)
> x
[[1]]
[1] 1 2 3 4 5

[[2]]
[1] 5 4 3 2 1

[[3]]
[1] "CAT"

[[4]]
[1] "DOG"
```

Rでの統計解析の結果も、種々のタイプのオブジェクトを含むlist形式の変数となっています。

第5章　ファイルの読込みと取扱い

RStudioではExcelのxlsxファイルや、csvファイルを読み込んで解析用のデータのdatasetとすることができます。Preferenceで指定したworking directoryのみならず、コンピュータ内のいずれのフォルダも参照できます。以下の説明では、読み込むファイル名のみを示します。各自の作業環境に合わせてファイルのパスを追加して下さい。

ファイルの読込み

1 xlsxファイルの読み込み

Environmentタブを選択します。Import DatasetをクリックしてFrom Excelを選択し（図5-1）、現れるダイアログでBrowseからファイルを選択します（図5-2）。ファイル名がそのままdatasetの名前となるので、Rの予約語と同じにならないように、必要であればdataset名を変更します。以下の3行はImportをクリックすると自動的にConsoleに生成されます。読み込まれたdatasetは、Sourceウインドウに表示されます。

```
> library(readxl)
> SSTR <- read_excel("SSTR.xlsx")
> View(SSTR)
```

Sourceウインドウに読み込まれたデータが表示されます。

2 csvファイルの読み込み

EnvironmentタブのImport Datasetから、From Text (readr)

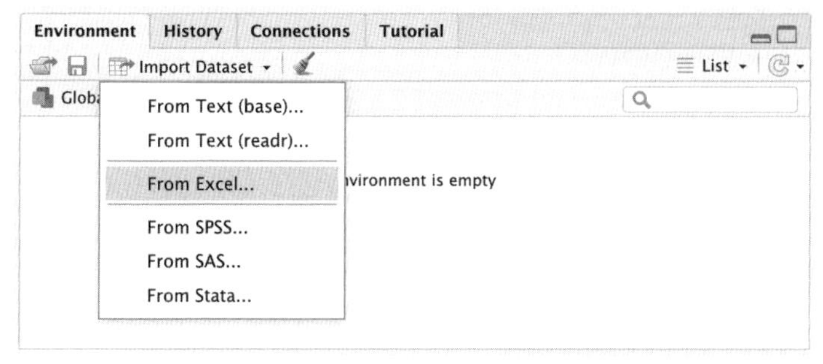

図5-1　Environmentからのファイルの読み込み

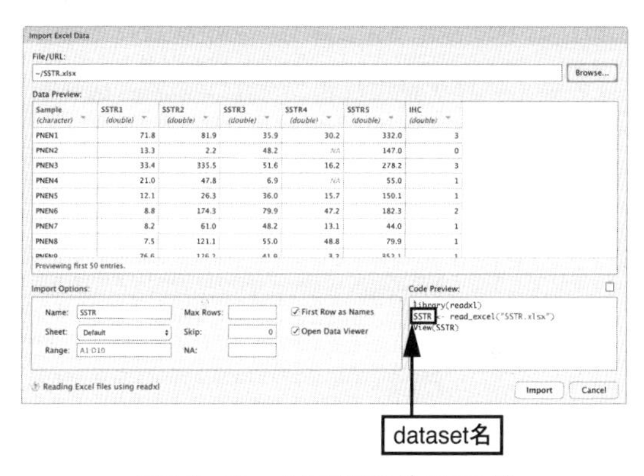

図5-2　ファイル選択のダイアログ

を選択します。ダイアログでファイルを選択し、Importをクリックします。

```
> library(readr)
> MUMA <- read_csv("MUMA.csv")
Parsed with column specification:
cols(
  .default = col_double(),
  Samples = col_character()
)
```

```
See spec(...) for full column specifications.
> View(MUMA)
```

Sourceウインドウにデータが表示されます。

csvファイルをExcelで保存する場合には、保存時のダイアログで、Comma Separated Values (csv) を選んで下さい。

3 Filesタブでの読み込み

同様の読み込みは、Filesタブでも行うことができます。ファイル名をクリックするとImport Datasetが現れます（**図5-3**）。前述と同様のダイアログが現れ、ファイルを読み込むことができます。

4 コード内での直接の読み込み

本書では、直接ファイルを読み込んで解析するFunctionがあります（第14章参照）。

```
> explore.data(file="~/MUMA.csv", scaling =
  "Pareto", scal = TRUE)
```

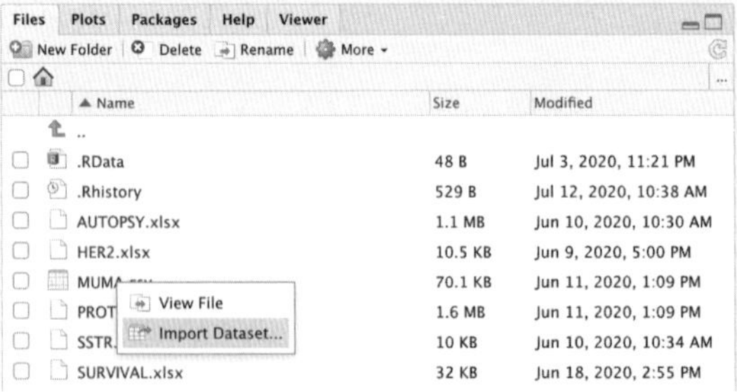

図5-3　Filesタブからのファイルの読み込み

このような場合には、パスをきちんと記述する必要があります。各自の作業環境に合わせてパスを追加して下さい。

データの変換

読み込んだdatasetは、そのまま使うこともできますが、通常は、data.frameや、行列に変換して解析に使用します。

data.frameへの変換

読み込んだデータをdata.frameに変換します。data.frameは、datasetの数値や文字などのタイプを継承します。

```
> library(readxl)
> SSTR <- read_excel("SSTR.xlsx")
> View(SSTR)

> sstr <- data.frame(SSTR)
> str(sstr)
'data.frame':   26 obs. of  7 variables:
 $ Sample: chr  "PNEN1" "PNEN2" "PNEN3" "PNEN4"
...
 $ SSTR1 : num  71.8 13.3 33.4 21 12.1 8.8 8.2
7.5 76.6 10.3 ...
 $ SSTR2 : num  81.9 2.2 335.5 47.8 26.3 ...
 $ SSTR3 : num  35.9 48.2 51.6 6.9 36 79.9 48.2
55 41.9 10.1 ...
 $ SSTR4 : num  30.2 NA 16.2 NA 15.7 47.2 13.1
48.8 3.2 19 ...
 $ SSTR5 : num  332 147 278 55 150 ...
 $ IHC   : num  3 0 3 1 1 2 1 1 1 0 ...
```

欠損値はNAと表示されます。

行列への変換

datasetを行列に変換します。文字を混在させることはできません。SSTR.xlsxのファイルは、26行の症例のデータで1列目に文字列の症例名と7列目にIHCの文字データがあります。これらのデータを除いて行列に変換し、あらためて行と列に名前を付けます。

```
> sstr <- matrix(as.matrix(SSTR[1:26,2:6]), nrow
  = nrow(SSTR), ncol = ncol(SSTR)-2)
```

行と列に名前を付けます。

```
> rownames(sstr) <- paste("Case", 1:26)
> colnames(sstr) <- paste("SSTR", 1:5)
> str(sstr)
 num [1:26, 1:5] 71.8 13.3 33.4 21 12.1 8.8 8.2
7.5 76.6 10.3 ...
 - attr(*, "dimnames")=List of 2
  ..$ : chr [1:26] "Case 1" "Case 2" "Case 3"
"Case 4" ...
  ..$ : chr [1:5] "SSTR 1" "SSTR 2" "SSTR 3"
"SSTR 4" ...
```

26行5列の行列のデータとなりました。

データの抽出

剖検症例のデータ（AUTOPSY.xlsx）を読み込んで、列データをとり出します。

```
> library(readxl)
> AUTOPSY <- read_excel("AUTOPSY.xlsx")
```

```
> View(AUTOPSY)
> au <- data.frame(AUTOPSY)
```

列Ageのデータを抽出します。data.frameの後に$を入れて、データをとり出す列名Ageを続けます。

```
> age <- c(au$Age)
> str(age)
 num [1:49676] 73 56 66 63 64 65 47 81 70 77 ...
```

複数の列のデータを抽出します。抽出する列をベクトル形式で指定します。

```
> d <- au[c("Age", "DM", "HCC")]
> str(d)
'data.frame':	49676 obs. of  3 variables:
 $ Age: num  73 56 66 63 64 65 47 81 70 77 ...
 $ DM : num  1 0 0 0 0 0 0 0 0 0 ...
 $ HCC: num  0 0 0 0 0 0 0 0 0 0 ...
```

ある条件のデータの抽出にはsubsetを用います。

Ageが70歳以上の症例を抽出します。

```
> h <- subset(au, au$Age >= 70)
> str(h)
'data.frame':	28423 obs. of  5 variables:
 $ Age      : num  73 81 70 77 70 87 73 76 75 81
...
 $ AgeHigh  : num  1 1 1 1 1 1 1 1 1 1 ...
 $ DM       : num  1 0 0 0 0 0 0 0 0 0 ...
 $ HCC      : num  0 0 0 0 0 0 0 0 0 0 ...
 $ Pancreas: num  0 0 0 0 0 0 0 0 0 0 ...
```

DM症例を抽出します。糖尿病症例はDMが1となっています。等しい条件は“==”で指定します。

```
> dm<-subset(au, au$DM == 1)
> str(dm)
'data.frame':     4901 obs. of  5 variables:
 $ Age      : num  73 47 84 75 75 57 80 58 53 77
...
 $ AgeHigh : num  1 0 1 1 1 0 1 0 0 1 ...
 $ DM      : num  1 1 1 1 1 1 1 1 1 1 ...
 $ HCC     : num  0 0 0 0 0 0 0 0 1 0 ...
 $ Pancreas: num  0 0 0 0 0 0 0 0 0 0 ...
```

データの集計

AUTOPSY.xlsxのデータではDMの列は、患者が糖尿病の場合は1、糖尿病でない場合は0となっています。糖尿病と非糖尿病の症例数を、table関数を使ってデータテーブルを作成します。

```
> dm <- table(au$DM)
> dm
    0     1
44775  4901
```

0は非糖尿病、1は糖尿病を示します。非糖尿病症例が44,775例、糖尿病症例が4,901例なのですが、少々わかりにくいので、DMとNon-DMと表示されるようにします。

factor(...)を使って、0と1のlevelsを"Non-DM"と"DM"のlevelsに変換して、新規の列DM1に入れデータテーブルを作成します。

```
> au$DM1 <- factor(au$DM, levels = 0:1, labels =
  c("Non-DM", "DM"))
> dm <- table(au$DM1)
> dm
Non-DM      DM
```

```
  44775   4901
```

理解しやすくなりました。

同様に糖尿病と年齢の二つの要素でデータテーブルを作成します。

```
> a <- table(au$AgeHigh, au$DM)
> a
        0     1
  0 19108  2145
  1 25667  2756
```

列の0は非糖尿病、1は糖尿病を示します。行の0は70歳未満、1が70歳以上を示します。

やはりわかりにくいので、factor(...)を使ってデータを変換します。

```
> au$DM1 <- factor(au$DM, levels = 0:1, labels =
  c("Non-DM", "DM"))
> au$Age1 <- factor(au$AgeHigh, levels = 0:1,
labels = c("<70", "≥70"))
> a1 <- table(au$Age1, au$DM1)
> a1
       Non-DM    DM
  <70   19108  2145
  ≥70   25667  2756
```

理解しやすくなりました。

第6章　データの俯瞰

解析を行う前に、データの基本的な統計量を知るとともに、ヒストグラムや散布図を描いてデータの質やばらつきを確認します。本章では、できるだけ基本的なfunctionを使って、データを俯瞰します。描いたグラフの細かな調整はここでは行いません。学会発表や投稿に使用するグラフの作成は、第15章で行います。

基本統計量

得られたデータの平均値や標準偏差などを確認します。

解析例

剖検症例（AUTOPSY.xlsx）の非糖尿病症例と糖尿病症例の年齢について、基本的な統計量を算出します。

```
> library(readxl)
> AUTOPSY <- read_excel("AUTOPSY.xlsx")
> View(AUTOPSY)
> au <- AUTOPSY

> ndm <- subset(au, au$DM == 0)
> dm <- subset(au, au$DM == 1)
> summary(ndm$Age)
   Min. 1st Qu.  Median    Mean 3rd Qu.    Max.
  40.00   63.00   72.00   70.42   78.00  106.00
> summary(dm$Age)
   Min. 1st Qu.  Median    Mean 3rd Qu.    Max.
  40.00   63.00   71.00   69.97   77.00   99.00
```

平均値や中央値、第一四分位と第三四分位が表示されます。

データの平均値と標準偏差を表示するには、mean(...)とsd(...)

を使います。

```
> mean(ndm$Age)
[1] 70.4245
> sd(ndm$Age)
[1] 11.21799

> mean(dm$Age)
[1] 69.96919
> sd(dm$Age)
[1] 10.28381
```

今回使用しているデータ自体が40歳以上の症例ですので、これらの統計量は適切ではないかもしれませんが、概略をつかむことができます。

ヒストグラム

非糖尿病と糖尿病症例の年齢の二つのヒストグラムを並べて作成します。x軸の年齢は40から110歳まで、5歳間隔とします。また、y軸の症例数を0から10,000までにします。

縦を1列、横を2列にグラフを配置します。

```
> par(mfrow = c(1,2))
```

40歳から110歳までの5歳間隔の数列を作成します。

```
> r <- seq(40, 110, 5)
```

y軸は10,000までとします。

```
> hist(ndm$Age, breaks = r, ylim = c(0,10000))
> hist(dm$Age, breaks = r, ylim = c(0,10000))
```

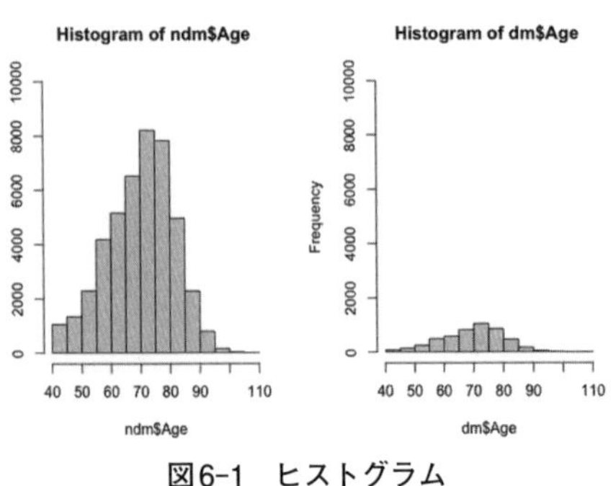

図6-1　ヒストグラム

二つのグラフが並べて表示されます（図6-1）。年齢の分布には大きな差はないように思われます。

グループ散布図

複数群の散布図を作製します。

使用Package

```
ggplot2
```

解析例

糖尿病モデルラットの血糖値のデータを俯瞰します。

Packageを読み込みます。

```
> library(ggplot2)
> cont <- c(4.8, 3.8, 4.7, 4.3, 3.9, 3.6, 4.7,
```

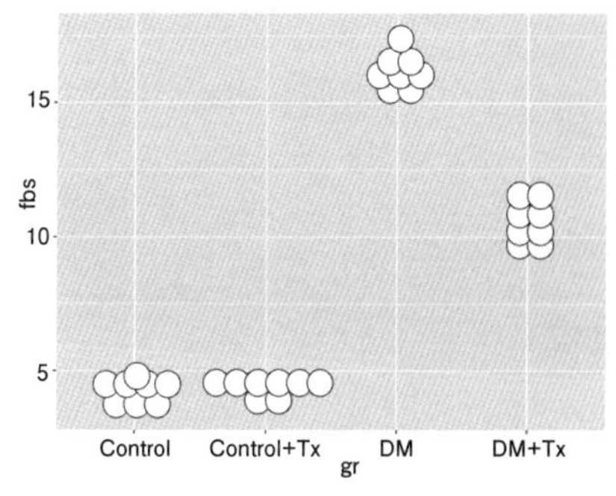

図6-2　グループ散布図

```
4.6)
> conttx <- c(4.1, 4.4, 3.7, 4.4, 4.7, 4.4, 4.5,
4.6)
> dm <- c(16.1, 16.7, 15.3, 16.4, 17.4, 16.2,
  15.9, 15.7)
> dmtx <- c(10.2, 11.4, 10.8, 9.9, 10.2, 9.5,
  10.9, 11.7)
> fbs <- c(cont, conttx, dm, dmtx)
> gr <- c(rep("Control", 8), rep("Control+Tx",
  8), rep("DM", 8), rep("DM+Tx", 8))
> f <- data.frame(gr, fbs)

> ggplot(f, aes(x = gr, y = fbs)) +
   geom_dotplot(binaxis = "y", binwidth = 0.5,
   dotsize = 2, stackratio = 0.8, stackdir =
   "center", fill = "white")
```

4群のデータがプロットされます（図6-2）。

多変量の俯瞰

変量の数が多い時には、各変量の関連や外れ値の有無を確認します。

解析例

HER2陽性乳癌のデータ（HER2.xlsx）における、変量の関連を俯瞰します。

```
> library(readxl)
> HER2 <- read_excel("HER2.xlsx")
> View(HER2)
```

データはすべて数値ですので、そのまま行列に変換します。

```
> her2 <- as.matrix(HER2)
> str(her2)
 num [1:40, 1:8] 35 38 42 42 42 42 43 43 43 45
...
 - attr(*, "dimnames")=List of 2
  ..$ : NULL
  ..$ : chr [1:8] "Age" "pT" "Ki67" "Metastasis"
...
```

各変量の相関を一覧にします。

```
> pairs(her2)
```

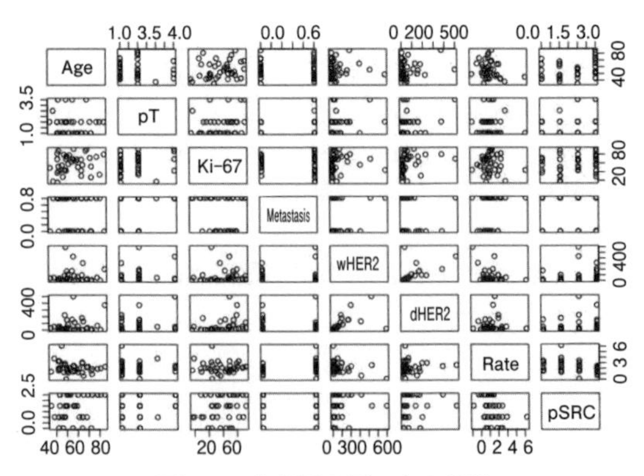

図6-3　多変量のデータの俯瞰

各変量どうしの相関が示されます（**図6-3**）。

変量が多いので少々小さいプロットです。多数の変量の関連を見ると、wt-HER2とdelta-HER2の間には相関がありそうです。

二次元散布図

HER2陽性乳癌のデータで、wt-HER2とdelta-HER2の二次元散布図を書きます。

```
> library(readxl)
> HER2 <- read_excel("HER2.xlsx")
> View(HER2)

> wild <- HER2$wHER2
> delta <- HER2$dHER2
> plot(wild, delta)
```

何となく関連はありそうに見えます（**図6-4**）。外れ値もありそうです。この二つの変量については、第11章の相関・回帰でさらに詳しく解析します。

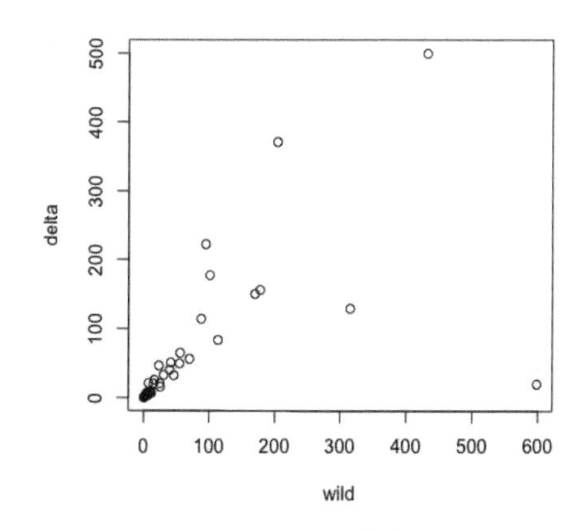

図6-4　二次元散布図

第7章　2群の比較

2群の平均値の比較にはノンパラメトリックな方法とパラメトリックな方法とがあります。パラメトリックな比較の方法は各群が、1）独立している、2）正規分布に従う、3）分散が等しい、と想定できる場合に用いられます。実際の動物実験やヒトの観察研究ではサンプルは少なく、必ずしも正規分布を担保できないため、ノンパラメトリックな検定を行うことがほとんどです。また、サンプル数や症例数がある程度ある場合でも、ノンパラメトリックな解析を行っています。

Mann-Whitney U検定

2群の代表値のノンパラメトリックな比較を行います。Mann-Whitney U検定とも、Wilcoxonの順位和検定（Wilcoxon rank sum test）とも呼ばれます。Rではwilcox.testを使います。

解析例

正常ラット（cont）と糖尿病ラット（dm）の血糖のデータを入力します。

```
> cont <- c(4.8, 3.8, 4.7, 4.3, 3.9, 3.6, 4.7,
4.6)
> dm <- c(16.1, 16.7, 15.3, 16.4, 17.4, 16.2,
  15.9, 15.7)
> wilcox.test(cont, dm)
Wilcoxon rank sum test with continuity correction

data:  cont and dm
W = 0, p-value = 0.000931
```

```
alternative hypothesis: true location shift is
not equal to 0

Warning message:
In wilcox.test.default(cont, dm) : cannot compute
exact p-value with ties
```

Warning messageが出ますが、気にせずとも良いようです。有意差を認めます。

*t*検定

同じデータを使って、平均値についてパラメトリックな*t*検定を行います。念のため、正規分布を示す母集団から抽出された標本であることを確認する、Shapiro-Wilk検定を行います。

解析例

```
> cont <- c(4.8, 3.8, 4.7, 4.3, 3.9, 3.6, 4.7,
4.6)
> dm <- c(16.1, 16.7, 15.3, 16.4, 17.4, 16.2,
  15.9, 15.7)
```

正常ラットの検定を行います。

```
> shapiro.test(cont)
Shapiro-Wilk normality test
data:  cont
W = 0.87417, p-value = 0.1655
```

続いて、糖尿病ラットの検定を行います。

```
> shapiro.test(dm)
Shapiro-Wilk normality test
```

```
data:  dm
W = 0.97719, p-value = 0.9477
```

二つの群のデータは、一応、正規分布に従う母集団から抽出された標本と考えても良いようです。

t検定を行います。

```
> t.test(cont, dm)
Welch Two Sample t-test

data:  cont and dm
t = -42.265, df = 12.853, p-value = 3.535e-15
alternative hypothesis: true difference in means
is not equal to 0
95 percent confidence interval:
 -12.52212 -11.30288
sample estimates:
mean of x mean of y
   4.3000   16.2125
```

平均値について2つの群間に有意差があると判定されます。

しかしながら、今回用いたデータでパラメトリックでt検定を行うのは、論文の投稿にあたっては適切ではないように思われます。

第8章　多群の比較

3群以上の多群の比較を行う多重比較にもノンパラメトリックな解析方法とパラメトリックな解析方法があります。ノンパラメトリックな解析方法にはKruskal-Wallis法、パラメトリックな解析方法には一元配置分散分析があります。

複数の群間で多重比較を行う場合には、検定を繰り返す際に生じる第一種の過誤を回避しなくてはなりません。ノンパラメトリックな方法で全群を比較する解析方法としてBonferroni法やSteel-Dwass法が、パラメトリックな解析方法としてTukey法があります。

Kruskal-Wallis検定

糖尿病モデルラットの空腹時血糖について、ノンパラメトリックで多群の比較を行います。

解析例

```
> cont <- c(4.8, 3.8, 4.7, 4.3, 3.9, 3.6, 4.7,
4.6)
> conttx <- c(4.1, 4.4, 3.7, 4.4, 4.7, 4.4, 4.5,
4.6)
> dm <- c(16.1, 16.7, 15.3, 16.4, 17.4, 16.2,
  15.9, 15.7)
> dmtx <- c(10.2, 11.4, 10.8, 9.9, 10.2, 9.5,
  10.9, 11.7)
> fbs <- c(cont, conttx, dm, dmtx)
```

正常ラット群をCont、投薬正常ラット群をCont+Tx、糖尿病ラット群をDM、投薬糖尿病ラット群をDM+Txとしてfactorタイプの変数を構成します。

```
> g <-
  factor(rep(c("Cont","Cont+Tx","DM","DM+Tx"),
  c(8,8,8,8)))

> kruskal.test(fbs~g)
Kruskal-Wallis rank sum test

data:  fbs by g
Kruskal-Wallis chi-squared = 26.236, df = 3,
p-value = 8.51e-06
```

4群の、いずれかの群間に差のあることが示されます。

Bonferroni法

多重比較を行います。各群の組合せについてWilcoxonの順位和検定を行いBonferroni補正を行います。

```
> pairwise.wilcox.test(fbs, g, p.adjust.method =
  "bonferroni")
Pairwise comparisons using Wilcoxon rank sum test
data:  fbs and g

         Cont     Cont+Tx   DM
Cont+Tx  1.0000   -         -
DM       0.0056   0.0054    -
DM+Tx    0.0055   0.0054    0.0056

P value adjustment method: bonferroni
Warning messages:
1: In wilcox.test.default(xi, xj, paired =
 paired, ...) :
```

```
  cannot compute exact p-value with ties
2: In wilcox.test.default(xi, xj, paired =
 paired, ...) :
  cannot compute exact p-value with ties
3: In wilcox.test.default(xi, xj, paired =
 paired, ...) :
  cannot compute exact p-value with ties
4: In wilcox.test.default(xi, xj, paired =
 paired, ...) :
  cannot compute exact p-value with ties
5: In wilcox.test.default(xi, xj, paired =
 paired, ...) :
  cannot compute exact p-value with ties
6: In wilcox.test.default(xi, xj, paired =
 paired, ...) :
  cannot compute exact p-value with ties
```

Warning messageが表示されますが、とりあえずは無視して良いようです。

今回の解析では、正常ラット群（Cont）は糖尿病ラット群（DM）と投薬糖尿病ラット群（DM+Tx）の間に有意差があります。投薬正常ラット群（Cont+Tx）と糖尿病ラット群（DM）と投薬糖尿病ラット群（DM+Tx）の間にも有意差があります。糖尿病ラット群（DM）と投薬糖尿病ラット群（DM+Tx）の間にも有意差があり、新薬の治療により空腹時血糖が改善しているといえます。

Steel-Dwass法

すべての群間の多重比較を行います。

使用Package

NSM3

解析例

糖尿病モデルラットの4群の空腹時血糖の比較を行います。

```
> cont <- c(4.8, 3.8, 4.7, 4.3, 3.9, 3.6, 4.7,
4.6)
> conttx <- c(4.1, 4.4, 3.7, 4.4, 4.7, 4.4, 4.5,
4.6)
> dm <- c(16.1, 16.7, 15.3, 16.4, 17.4, 16.2,
  15.9, 15.7)
> dmtx <- c(10.2, 11.4, 10.8, 9.9, 10.2, 9.5,
  10.9, 11.7)

> fbs <- c(cont, conttx, dm, dmtx)
> g <-
  factor(rep(c("Cont","Cont+Tx","DM","DM+Tx"),
  c(8,8,8,8)))

> pSDCFlig(fbs, g)
Ties are present, so p-values are based on
conditional null distribution.
Group sizes: 8 8 8 8
Using the Monte Carlo (with 10000 Iterations)
method:

For treatments Cont - Cont+Tx, the Dwass, Steel,
Critchlow-Fligner W Statistic is -0.2243.
The smallest experimentwise error rate leading to
rejection is 0.9995 .

For treatments Cont - DM, the Dwass, Steel,
Critchlow-Fligner W Statistic is 4.7562.
The smallest experimentwise error rate leading to
```

```
rejection is 5e-04 .

For treatments Cont - DM+Tx, the Dwass, Steel,
Critchlow-Fligner W Statistic is 4.7597.
The smallest experimentwise error rate leading to
rejection is 3e-04 .

For treatments Cont+Tx - DM, the Dwass, Steel,
Critchlow-Fligner W Statistic is 4.7667.
The smallest experimentwise error rate leading to
rejection is 2e-04 .

For treatments Cont+Tx - DM+Tx, the Dwass, Steel,
Critchlow-Fligner W Statistic is 4.7703.
The smallest experimentwise error rate leading to
rejection is 0 .

For treatments DM - DM+Tx, the Dwass, Steel,
Critchlow-Fligner W Statistic is -4.7562.
The smallest experimentwise error rate leading to
rejection is 5e-04 .
```

少々、読みにくいのですが、ContとDM, ContとDM+Tx, Cont+TxとDM, Cont+TxとDM+Tx, DMとDM+Txの群間に有意差があることが出力されます。

一元配置分散分析

パラメトリックな多群の比較を行います。

使用Package

NSM3

解析例

```
> cont <- c(4.8, 3.8, 4.7, 4.3, 3.9, 3.6, 4.7, 
4.6)
> conttx <- c(4.1, 4.4, 3.7, 4.4, 4.7, 4.4, 4.5, 
4.6)
> dm <- c(16.1, 16.7, 15.3, 16.4, 17.4, 16.2, 
  15.9, 15.7)
> dmtx <- c(10.2, 11.4, 10.8, 9.9, 10.2, 9.5, 
  10.9, 11.7)

> fbs <- c(cont, conttx, dm, dmtx)
> g <- 
  factor(rep(c("Cont","Cont+Tx","DM","DM+Tx"), 
  c(8,8,8,8)))

> anova(aov(fbs ~ g))
Analysis of Variance Table

Response: fbs
          Df Sum Sq Mean Sq F value    Pr(>F)
g          3 785.07 261.691  801.35 < 2.2e-16 ***
Residuals 28   9.14   0.327
---
Signif. codes:  0 '***' 0.001 '**' 0.01 '*' 0.05 '.' 
0.1 ' ' 1
```

パラメトリックな解析でも、4群のどこかに差があるようです。

Tukey法

パラメトリックな多重比較を行います。

```
> TukeyHSD(aov(fbs ~ g))
Tukey multiple comparisons of means
95% family-wise confidence level
```

```
Fit: aov(formula = fbs ~ g)

$g
                  diff        lwr        upr
   p adj
Cont+Tx-Cont  0.0500 -0.7301271  0.8301271
0.9980492
DM-Cont      11.9125 11.1323729 12.6926271
0.0000000
DM+Tx-Cont    6.2750  5.4948729  7.0551271
0.0000000
DM-Cont+Tx   11.8625 11.0823729 12.6426271
0.0000000
DM+Tx-Cont+Tx 6.2250  5.4448729  7.0051271
0.0000000
DM+Tx-DM     -5.6375 -6.4176271 -4.8573729
0.0000000
```

ContとDM, ContとDM+Tx, Cont+TxとDM, Cont+TxとDM+Tx, DMとDM+Txの群間に有意差のあることが示されます。

このような多群の検定においても、今回のようなデータであれば、パラメトリックな解析は適切ではなく、ノンパラメトリックな解析方法が適切と思います。

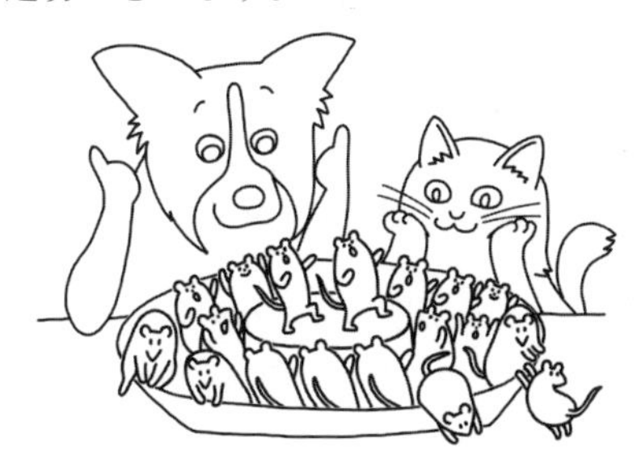

第9章　分割表

カイ二乗検定

カイ二乗検定（chi-square test）で独立性検定（test of independence）を行います。

解析例1

剖検症例のデータ（AUTOPSY.xlsx）を用いて、非糖尿病と糖尿病の年齢の分布を解析します。

```
> library(readxl)
> AUTOPSY <- read_excel("~/AUTOPSY.xlsx")
> View(AUTOPSY)
> au <- data.frame(AUTOPSY)
> str(au)
'data.frame':	49676 obs. of  5 variables:
 $ Age     : num  73 56 66 63 64 65 47 81 70 77
...
 $ AgeHigh : num  1 0 0 0 0 0 0 1 1 1 ...
 $ DM      : num  1 0 0 0 0 0 0 0 0 0 ...
 $ HCC     : num  0 0 0 0 0 0 0 0 0 0 ...
 $ Pancreas: num  0 0 0 0 0 0 0 0 0 0 ...
```

解析用のテーブルを作ります。

```
> a <- table(au$AgeHigh, au$DM)
> a
        0     1
  0 19108  2145
  1 25667  2756
```

列の0は非糖尿病、1は糖尿病、行の0は70歳未満、1は70歳以上です。

```
> chisq.test(a)
Pearson's Chi-squared test with Yates' continuity
correction
data:  a
X-squared = 2.1035, df = 1, p-value = 0.147
```

糖尿病症例と非糖尿病症例では、70歳未満と70歳以上の症例数の分布には、有意差を認めません。

解析例2

データがすでにテーブル化されている場合の解析例です。

```
> ndm <- c(19108, 25667)
```

変数にラベルします。

```
> names(ndm) <- c("40-69", "≥70")
> dm <- c(2145, 2756)
> a <- cbind(ndm, dm)
> a
         ndm   dm
40-69 19108 2145
≥70   25667 2756

> chisq.test(a)
Pearson's Chi-squared test with Yates' continuity
correction
data:  a
X-squared = 2.1035, df = 1, p-value = 0.147
```

結果はもちろん同じです。

解析例3

胃癌におけるPDIA3発現と臨床病理学的因子について(SURVIVAL.xlsx)、カイ二乗検定を行います。

```
> library(readxl)
> SURVIVAL <- read_excel("SURVIVAL.xlsx")
> View(SURVIVAL)
> sv <- data.frame(SURVIVAL)
> str(sv)
'data.frame':	52 obs. of  11 variables:
 $ Time    : num  92 63 86 84 39 82 84 81 81 60
...
 $ Status  : num  0 0 0 0 1 0 0 0 0 0 ...
 $ Age     : num  0 1 1 1 0 1 0 0 1 1 ...
 $ Sex     : num  1 1 1 0 0 1 0 0 1 0 ...
 $ Location: num  1 0 1 1 0 1 1 0 1 1 ...
 $ Lauren  : num  1 0 1 0 1 0 1 1 0 0 ...
 $ HP      : num  1 1 1 1 1 1 1 1 1 0 ...
 $ Ki67    : num  1 1 0 1 1 1 0 0 0 1 ...
 $ TUNEL   : num  0 1 0 0 0 1 1 1 1 0 ...
 $ Stage   : num  0 0 0 0 0 0 0 0 0 0 ...
 $ PDIA3   : num  1 1 1 0 1 0 0 1 0 1 ...
```

解析用のテーブルを作成します。

```
> s <- table(sv$Age, sv$PDIA3)
> s
    0  1
  0 11 12
  1 15 14
```

列の0はPDIA3-High, 1はPDIA3-Low、行の0は65歳未満、1は65歳以上ですが、やはり少々見づらいので、PDIA3についてはHighとLowで分け、新しい列PDをつくります。

```
> sv$PD <- factor(sv$PDIA3, levels = 0:1, labels
= c("High", "Low"))
    >  s <- table(sv$Age, sv$PD)
>  s
    High Low
  0   11  12
  1   15  14

> chisq.test(s)
Pearson's Chi-squared test with Yates' continuity
correction
data:  s
X-squared = 0, df = 1, p-value = 1
```

一つのセルの値が10未満となる可能性のある解析では、Fisherの正確検定を行います。

```
> fisher.test(s)
Fisher's Exact Test for Count Data
data:  s
p-value = 1
alternative hypothesis: true odds ratio is not
equal to 1
95 percent confidence interval:
 0.2490687 2.9295510
sample estimates:
odds ratio
 0.8581315
```

解析する項目が多いので、for文の制御構造を使って解析します。解析項目がわかるように、先頭に解析項目を表示します。

```
> n <- colnames(sv)
> for (i in 3:10) {
   cat(">>>>>", paste(n[i], "\n"))
```

```
   s <- table(sv[,i], sv$PD)
   print(s)
   print(fisher.test(s))}

>>>>> Age
    High Low
  0   11  12
  1   15  14

Fisher's Exact Test for Count Data
data:  s
p-value = 1
alternative hypothesis: true odds ratio is not
equal to 1
95 percent confidence interval:
 0.2490687 2.9295510
sample estimates:
odds ratio
 0.8581315

>>>>> Sex
    High Low
  0   18  17
  1    8   9

Fisher's Exact Test for Count Data
data:  s
p-value = 1
alternative hypothesis: true odds ratio is not
equal to 1
95 percent confidence interval:
 0.3201872 4.4722931
sample estimates:
odds ratio
  1.187169
```

（中略）
```
>>>>> TUNEL
    High Low
  0   10  15
  1   16  11

Fisher's Exact Test for Count Data
data:  s
p-value = 0.2668
alternative hypothesis: true odds ratio is not
equal to 1
95 percent confidence interval:
 0.130689 1.585984
sample estimates:
odds ratio
 0.4654381

>>>>> Stage
    High Low
  0   10  11
  1   16  15

Fisher's Exact Test for Count Data
data:  s
p-value = 1
alternative hypothesis: true odds ratio is not
equal to 1
95 percent confidence interval:
 0.2436387 2.9687155
sample estimates:
odds ratio
 0.8549019
```

各項目の解析が出力されます。カイ二乗検定の結果を表にまとめます（**表9-1**）。独立性の検定では、組織の分化度を示す

表9-1　カイ二乗検定の結果のまとめ

	PDIA3		Fisher's Exact test
	High	Low	*P*-value
Age			$p=1$
<65	11	12	
>=65	15	14	
Sex			$p=1$
Male	18	17	
Female	8	9	
Location			$p=1$
Upper	4	5	
Middle/Lower	22	21	
Lauren			$p=0.0047$
Intestinal type	17	6	
Diffuse type	9	20	
H pylori			$p=1$
Negative	4	3	
Positive	22	23	
Ki-67			$p=0.4057$
<55.6	11	15	
>=55.6	15	11	
TUNEL			$p=0.2668$
<6.1%	10	15	
>=6.1%	16	11	
Stage			$p=1$
Ⅰ	10	11	
Ⅱ－Ⅳ	16	15	

Lauren分類でのみ有意差を認めます。

第10章　生存時間分析

生存時間の分析法として、イベントの発生率を示すハザード比（hazard ratio）についてのCox比例ハザードモデル（Cox proportional hazard model）を用いた単変量解析（univariate analysis）と多変量解析（multivariate analysis）、そして、生存確率の解析を行うKaplan Meier法による解析と、生存時間の差を検定するログランク検定（log rank test）があります。

単変量解析

胃癌における、PDIA3の発現や臨床病理学的因子と予後との関連を解析します。ハザード比についてCox比例ハザードモデルにより単変量解析を行います。

使用Package

```
survival
```

解析例

```
> library(survival)

> library(readxl)
> SURVIVAL <- read_excel("~/SURVIVAL.xlsx")
> View(SURVIVAL)
> sv <- data.frame(SURVIVAL)
```

年齢（Age）のハザード比を求めます。

```
> cph <- coxph(Surv(sv$Time, sv$Status) ~ Age,
  data = sv)
> summary(cph)
Call:
coxph(formula = Surv(sv$Time, sv$Status) ~ Age,
data = sv)
  n= 52, number of events= 18

       coef exp(coef) se(coef)      z Pr(>|z|)
Age -0.5515    0.5761   0.4768 -1.157    0.247

    exp(coef) exp(-coef) lower .95 upper .95
Age    0.5761      1.736    0.2263     1.467

Concordance= 0.567  (se = 0.061 )
Likelihood ratio test= 1.35  on 1 df,   p=0.2
Wald test            = 1.34  on 1 df,   p=0.2
Score (logrank) test = 1.37  on 1 df,   p=0.2
```

年齢では、有意なハザード比の増加を認めないようです。

他の項目についても解析を行いますが、項目が多いので、for文の制御構造を使って解析します。

```
> n <- colnames(sv)
> for (i in 3:11) {
       cat(">>>>>", paste(n[i]), "\n")
       cph <- coxph(Surv(sv$Time, sv$Status) ~
       sv[,i], data = sv)
       print(summary(cph)) }

>>>>> Age
Call:
coxph(formula = Surv(sv$Time, sv$Status) ~ sv[,
i], data = sv)
  n= 52, number of events= 18
```

```
            coef exp(coef) se(coef)      z
Pr(>|z|)
sv[, i] -0.5515    0.5761   0.4768 -1.157
0.247

        exp(coef) exp(-coef) lower .95 upper .95
sv[, i]    0.5761      1.736    0.2263     1.467

Concordance= 0.567  (se = 0.061 )
Likelihood ratio test= 1.35  on 1 df,   p=0.2
Wald test            = 1.34  on 1 df,   p=0.2
Score (logrank) test = 1.37  on 1 df,   p=0.2
```

（中略）

```
>>>>> Stage
Call:
coxph(formula = Surv(sv$Time, sv$Status) ~ sv[,
i], data = sv)
  n= 52, number of events= 18

          coef exp(coef) se(coef)     z Pr(>|z|)
sv[, i] 2.0845    8.0407   0.7537 2.766  0.00568
**
---
Signif. codes:  0 '***' 0.001 '**' 0.01 '*' 0.05 '.'
0.1 ' ' 1

        exp(coef) exp(-coef) lower .95 upper .95
sv[, i]     8.041     0.1244     1.835     35.23

Concordance= 0.698  (se = 0.04 )
Likelihood ratio test= 12.22  on 1 df,   p=5e-04
Wald test            = 7.65  on 1 df,   p=0.006
Score (logrank) test = 10.7  on 1 df,   p=0.001
```

```
>>>>> PDIA3
Call:
coxph(formula = Surv(sv$Time, sv$Status) ~ sv[,
i], data = sv)
  n= 52, number of events= 18

           coef exp(coef) se(coef)     z Pr(>|z|)
sv[, i] 1.5107    4.5297   0.5703 2.649  0.00807
**
---
Signif. codes:  0 '***' 0.001 '**' 0.01 '*' 0.05 '.'
0.1 ' ' 1

         exp(coef) exp(-coef) lower .95 upper .95
sv[, i]       4.53     0.2208     1.481     13.85

Concordance= 0.663  (se = 0.055 )
Likelihood ratio test= 8.64  on 1 df,   p=0.003
Wald test            = 7.02  on 1 df,   p=0.008
Score (logrank) test = 8.4  on 1 df,   p=0.004
```

これらの結果を表にまとめます（**表10-1**）。

Lauren分類、PDIA3、Stageの3因子のハザード比が有意に高

表10-1　単変量解析の結果のまとめ

	Hazard ratio	95% CI	*P*-value
Age（<65 vs ≥65）	0.576	0.226-1.467	0.247
Sex（male vs female）	0.797	0.284-2.236	0.667
Location（upper vs middle/lower）	0.732	0.241-2.224	0.582
Lauren（intestinal vs diffuse）	3.214	1.050-9.835	0.041
H pylori（negative vs positive）	0.621	0.180-2.147	0.452
Ki-67（<55.6% vs ≥55.6%）	0.603	0.234-1.558	0.297
TUNEL（<6.1 vs ≥6.1%）	0.760	0.300-1.928	0.760
Stage（I vs II/III/IV）	8.041	1.835-35.23	0.006
PDIA3（high vs low）	4.530	1.481-13.85	0.008

CI, confidence interval

いことが示されます。

多変量解析

単変量解析で有意差の見られた三つの因子について、多変量解析を行います。

```
> cph <- coxph(Surv(sv$Time, sv$Status) ~ Lauren
  + Stage + PDIA3, data = sv)
> summary(cph)
Call:
coxph(formula = Surv(sv$Time, sv$Status) ~ Lauren
+ Stage + PDIA3, data = sv)

  n= 52, number of events= 18

          coef exp(coef) se(coef)     z Pr(>|z|)
Lauren  0.2250    1.2523   0.6074 0.370  0.71113
Stage   2.3250   10.2271   0.7649 3.040  0.00237
**
PDIA3   1.7238    5.6057   0.6119 2.817  0.00484
**
---
Signif. codes:  0 '***' 0.001 '**' 0.01 '*' 0.05 '.'
0.1 ' ' 1

       exp(coef) exp(-coef) lower .95 upper .95
Lauren     1.252    0.79855    0.3808     4.119
Stage     10.227    0.09778    2.2839    45.796
PDIA3      5.606    0.17839    1.6897    18.598

Concordance= 0.795  (se = 0.041 )
Likelihood ratio test= 24.52  on 3 df,   p=2e-05
Wald test            = 17.79  on 3 df,   p=5e-04
Score (logrank) test = 22.35  on 3 df,   p=6e-05
```

表10-2　多変量解析結果のまとめ

Factors	Hazard ratio	95% CI	*P*-value
Lauren (intestinal vs diffuse)	1.252	0.381-4.119	0.711
Stage (I vs II/III/IV)	10.227	2.284-45.796	0.002
PDIA3 (high vs low)	5.606	1.690-18.598	0.005

CI, confidence interval

PDIA3とStageの二つの因子は、多変量解析でもハザード比が有意に高いことが示されます（表10-2）。ここまでの解析を経て、PDIA3の発現が胃癌の予後に関連することを示すことができました。

Kaplan-Meier解析とログランク検定

PDIA3発現の高い症例（High）と低い症例（Low）についてKaplan-Meier法による生存確率の解析を行い、ログランク検定による生存時間の差について解析します。

Kaplan-Meier法で解析します。

```
> sf <- survfit(Surv(sv$Time, sv$Status) ~ PDIA3,
  conf.type = "log", conf.int = 0.95, type =
  "kaplan-meier", error = "greenwood", data = sv)
```

PDIA3発現のHighとLowで生存曲線のグラフをプロットします。

```
> plot(sf, col=1:2, lty=1:2, conf.int = FALSE,
  mark.time = TRUE)
```

グラフが描出されます（図10-1）。

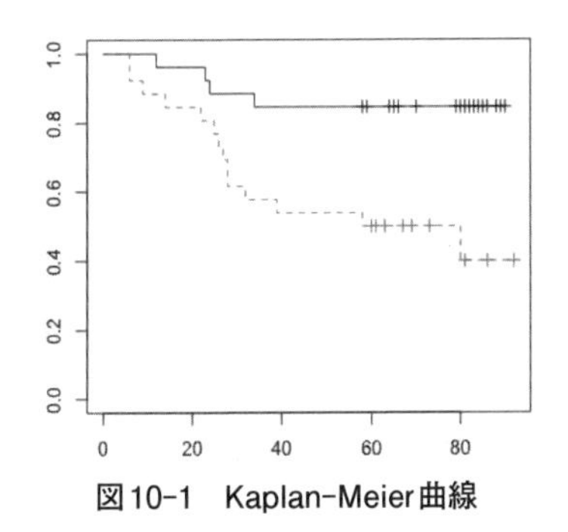

図10-1　Kaplan-Meier曲線

PDIA3発現のHighとLowの群の生存時間に差があるか、ログランク検定法で解析します。

```
> survdiff(Surv(sv$Time) ~ PDIA3, data = sv)
CCall:
survdiff(formula = Surv(sv$Time) ~ PDIA3, data =
sv)

          N Observed Expected (O-E)^2/E (O-E)^2/V
PDIA3=0 26       26     32.7      1.39      4.24
PDIA3=1 26       26     19.3      2.35      4.24

 Chisq= 4.2  on 1 degrees of freedom, p= 0.04
```

PDIA3発現の高い症例（High）では予後が良いことが示されました。

学会発表や投稿用のグラフは第15章で作成します。

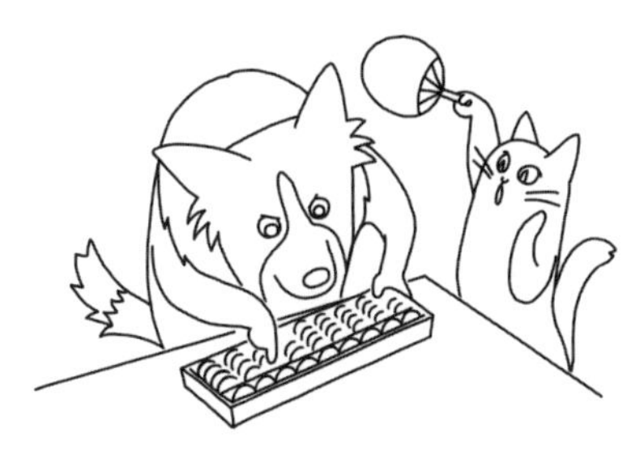

第11章　相関・回帰

相関（correlation）は二つの変数の関連の強さを解析します。回帰（regression）は変数間の関連を説明または予測します。変数の組合せには、連続変数と連続変数の場合と、離散変数と連続変数の組合せの場合があります。相関の解析には、パラメトリックな方法としてPearsonの積率相関係数が、ノンパラメトリックな方法としてSpearmanの順位相関係数（Speareman's rank correlation）があります。回帰では、線形単回帰とロジスティック回帰解析を行います。

Spearemanの順位相関係数

神経内分泌腫瘍における、免疫染色の発現スコアとSSTR2遺伝子の発現の相関について検討します。発現スコアは0、1、2、3の離散変数、SSTR2遺伝子の発現レベルは連続変数です。

```
> library(readxl)
> SSTR <- read_excel("SSTR.xlsx")
> View(SSTR)
> ihc <- SSTR$IHC
> sstr2 <- SSTR$SSTR2
> ihc
 [1] 3 0 3 1 1 2 1 1 1 0 2 0 2 1 3 1 2 3 3 0 3 0
0 0 0 0
> sstr2
 [1]  81.9   2.2 335.5  47.8  26.3 174.3  61.0
121.1 126.2   0.9
[11] 263.2 137.2  77.7   6.2 114.6  22.8 670.9
430.5 427.6  28.8
[21] 184.8   5.0   9.3   4.3   7.3   2.6
```

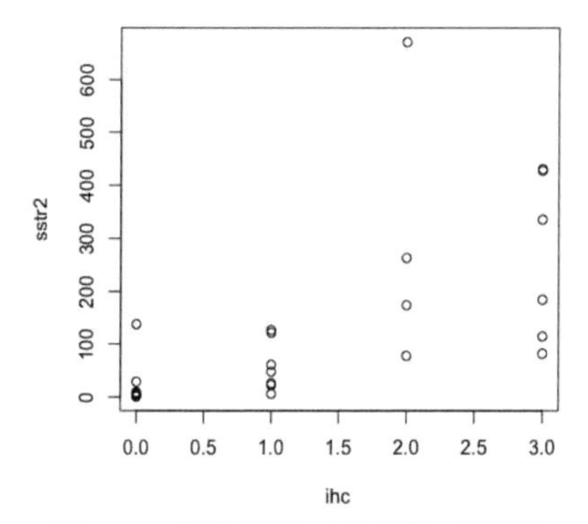

図11-1　離散変数と連続変数の散布図

```
> cor.test(ihc, sstr2, method = "spearman")
Spearman's rank correlation rho

data:  ihc and sstr2
S = 642.06, p-value = 2.563e-06
alternative hypothesis: true rho is not equal to
0
sample estimates:
      rho
0.7804916

> plot(ihc, sstr2)
```

プロットが重なって見にくいグラフですが、SSTR2の発現スコアが高くなると遺伝子の発現レベルが高くなり、2つの因子には相関があるようです（**図11-1**）。学会発表や論文投稿のためのグラフは第15章で作成します。

線形単回帰

HER2陽性乳癌におけるwt-HER2とdelta-HER2の相関を解析

します。二つの変数は連続変数です。

```
> library(readxl)
> HER2 <- read_excel("HER2.xlsx")
> View(HER2)
> wild <- HER2$wHER2
> delta <- HER2$dHER2
> wild
[1]  46.2  54.8  16.6   4.0   1.1  23.3   3.6
41.5  10.2   7.5
[11]   5.7   0.5   6.6  94.4 598.4 169.5  25.4
39.7 113.4   4.1
[21]  24.9 177.3 432.0  87.7   0.8   9.3  70.0
2.0   6.7   1.7
[31] 100.8 315.2  15.1  30.6   4.1  10.9  11.8
55.7   3.9 203.7
> delta
[1]  32.3  49.5  25.7   3.1   1.1  46.4   5.4
50.9   8.7  21.0
[11]   7.2   0.3   8.1 222.1  19.3 150.1  15.7
40.4  83.6   4.0
[21]  20.6 156.0 499.7 114.2   0.6   7.8  56.1
1.8   3.8   2.4
[31] 177.3 128.9  20.2  32.9   3.9   9.8   6.7
64.9   3.6 370.9

> cor.test(wild, delta, method = "spearman")
Spearman's rank correlation rho

data:  wild and delta
S = 788.54, p-value < 2.2e-16
alternative hypothesis: true rho is not equal to
0
sample estimates:
      rho
0.9260284
```

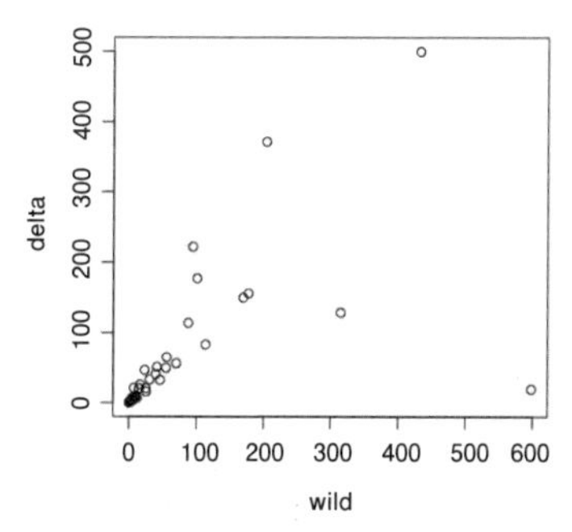

図11-2　連続変数と連続変数の散布図

```
Warning message:
In cor.test.default(wild, delta, method =
"spearman") :
Cannot compute exact p-value with ties
```

とりあえずWarning messageは無視できます。

散布図を描いてみます。

```
> plot(wild, delta)
```

散布図を見ると何となく直線的な相関がありそうですが、今一つはっきりしません（図11-2）。

さらに、wt-HER2とdelta-HER2の対数をとり線形単回帰で解析します。

```
> library(readxl)
> HER2 <- read_excel("HER2.xlsx")
> View(HER2)

> wild <- HER2$wHER2
> delta <- HER2$dHER2
> lwild <- log(wild)
```

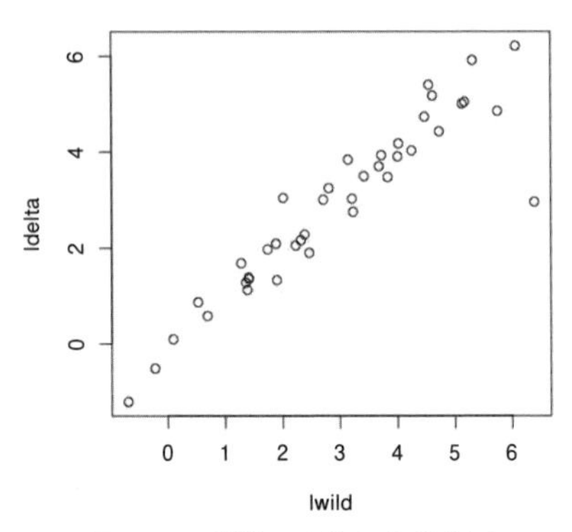

図11-3　対数で変換した散布図

```
> ldelta <- log(delta)
```

とりあえず、グラフを描いてみます。

```
> plot(lwild, ldelta)
```

プロットが表示されます（図11-3）。はずれ値もありそうですが、直線に乗りそうです。

線形単回帰解析します。

```
> l <- lm(ldelta~lwild)
> summary(l)
Call:
lm(formula = ldelta ~ lwild)

Residuals:
     Min       1Q   Median       3Q      Max
-3.10331 -0.17933 -0.00618  0.33070  1.04355

Coefficients:
            Estimate Std. Error t value Pr(>|t|)
```

```
(Intercept) 0.16388   0.20867  0.785   0.437
lwild       0.92263   0.06063  15.217  <2e-16
***

---
Signif. codes:  0 '***' 0.001 '**' 0.01 '*' 0.05 '.'
0.1 ' ' 1

Residual standard error: 0.6721 on 38 degrees of
freedom
Multiple R-squared:  0.859,  Adjusted R-squared:
0.8553
F-statistic: 231.5 on 1 and 38 DF,  p-value: <
2.2e-16
```

この結果から、

log(delta-HER2)=0.92263xlog(wild-HER2)+0.16388

の線形回帰が想定されます。

相関係数は、

R^2=0.859

となります。

delta-HER2とwt-HER2の二つの変数は、いわゆるベキ乗の関係と考えられます。線型回帰の統計量は第15章の投稿用のグラフの作成においても使用します。

ロジスティック回帰

剖検症例のデータを用いて、糖尿病症例における癌の発症リスクについてロジスティック回帰解析を行います。糖尿病患者における肝細胞癌（HCC）の発症のodds ratio（OR）を算出します。

使用Package

```
epiDisplay
```

解析例

```
> library(epiDisplay)

> library(readxl)
> AUTOPSY <- read_excel("~/AUTOPSY.xlsx")
> View(AUTOPSY)
> au <- data.frame(AUTOPSY)
```

目的変数として肝細胞癌の症例（HCC）を、説明変数として糖尿病の有無（DM）を設定して、単回帰のロジスティック回帰分析を行います。

```
> lreg <- glm(HCC ~ DM, data = au, family =
binomial(link = "logit"))
> logistic.display(lreg)
Logistic regression predicting HCC
               OR(95%CI)          P(Wald's test)
P(LR-test)
DM: 1 vs 0  1.25 (1.12,1.39)  < 0.001          <
0.001

Log-likelihood = -12624.5537
No. of observations = 49676
AIC value = 25253.1075
```

単回帰では、DMにおいてHCCのORは有意に高いようです。

目的変数には肝細胞癌の症例（HCC）を、説明変数として、糖尿病の有無（DM）と高年齢（AgeHigh）を設定して、重回帰のロジスティック回帰解析を行い、ORを推定します。

```
> lreg <- glm(HCC ~ DM + AgeHigh, data = au,
  family = binomial(link = "logit"))
> logistic.display(lreg)
Logistic regression predicting HCC
                    crude OR(95%CI)   adj. OR(95%CI)
DM: 1 vs 0          1.25 (1.12,1.39)  1.25
(1.12,1.39)
AgeHigh: 1 vs 0     0.9 (0.84,0.96)   0.9
(0.84,0.96)

                    P(Wald's test) P(LR-test)
DM: 1 vs 0          < 0.001        < 0.001
AgeHigh: 1 vs 0     0.003          0.003

Log-likelihood = -12620.0116
No. of observations = 49676
AIC value = 25246.0231
```

肝癌のORは年齢を考慮しても有意に高いようです。

同じように、膵臓の浸潤性膵管癌（Pancreas）についても解析します。

```
> lreg <- glm(Pancreas ~ DM + AgeHigh, data  =au,
  family = binomial(link = "logit"))
> logistic.display(lreg)
Logistic regression predicting Pancreas
                    crude OR(95%CI)   adj. OR(95%CI)
DM: 1 vs 0          1.04 (0.89,1.21)  1.04
(0.89,1.21)
AgeHigh: 1 vs 0     0.95 (0.86,1.05)  0.95
(0.86,1.05)

                    P(Wald's test) P(LR-test)
DM: 1 vs 0          0.662          0.663
AgeHigh: 1 vs 0     0.294          0.295
```

```
Log-likelihood = -7702.1405
No. of observations = 49676
AIC value = 15410.2809
```

膵癌のORは年齢の考慮にかかわらず、有意な増加はないようです。

ロジスティック解析は、複数の交絡因子が想定される場合にとても重要な解析法です。今回示した解析も、本来であれば癌の発症に関与が想定される喫煙や飲酒、body mass indexなども考慮する必要がある解析です。

論文の査読においてもこのような因子についても解析するように指摘も受けました。しかしながら、『剖検輯報』にはこれらの因子の登録はなく、残念ながら、考慮できたのは年齢のみでした。データベースの充実が望まれます。

第12章　主成分分析

主成分分析（principal component analysis）は、対象の変量を説明変数として、互いに相関のない主成分（principal component）を算出し、対象の違いを明確にする解析法です。対象の変量の情報量の次元を縮小する解析方法です。

胃癌に発現するタンパク質の網羅的な発現解析データを用いて主成分分析を行います。

使用Package

```
FactoMineR
factoextra
```

解析例

```
> library(FactoMineR)
> library(factoextra)
```

Excelファイルを読み込みます。

```
> library(readxl)
> PROTEOMICS <- read_excel("PROTEOMICS.xlsx")
> View(PROTEOMICS)
```

行列に変換します。第1列の症例のラベルの列を除いて行列にします。

```
> pr <- matrix(as.matrix(PROTEOMICS[1:17,
  2:484]), nrow(PROTEOMICS), ncol(PROTEOMICS)-1)
```

行列の行に、改めてラベルします。

```
> l <- colnames(PROTEOMICS[2:484])
> colnames(pr) <- l
> rownames(pr) <- paste("Case", 1:17)
> str(pr)
 num [1:17, 1:483] 0.897 2.708 0.304 0.138 0.515
...
 - attr(*, "dimnames")=List of 2
  ..$ : chr [1:17] "Case 1" "Case 2" "Case 3"
"Case 4" ...
  ..$ : chr [1:483] "AHNK" "ITB1" "PGBM" "CROCC"
...
```

主成分分析を行います。

```
> pc <- PCA(pr, ncp = 10)
```

ncp = 10は第10主成分までの計算を設定します。解析を実行すると第一主成分の主成分得点をx軸、第二主成分の主成分得点をy軸としたスコアプロットと各因子のローディングプロットが表示されます。ローディングプロットは因子の数が多いため重なってよくわかりません。

主成分分析で得られた主成分の寄与率を確認します。各主成分が解析対象の分離にどれくらい寄与しているのか示します。

```
> fviz_screeplot(pc)
```

最も分散の大きい第一主成分から順に、主成分の寄与率が表示されます（**図12-1**）。第三主成分まで合わせても、45%ほどの寄与率です。通常、主成分分析では寄与率の総和が80%を満たす

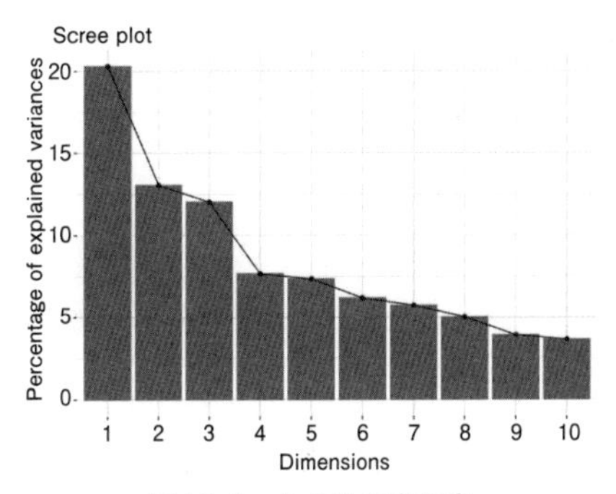

図12-1　主成分の寄与率

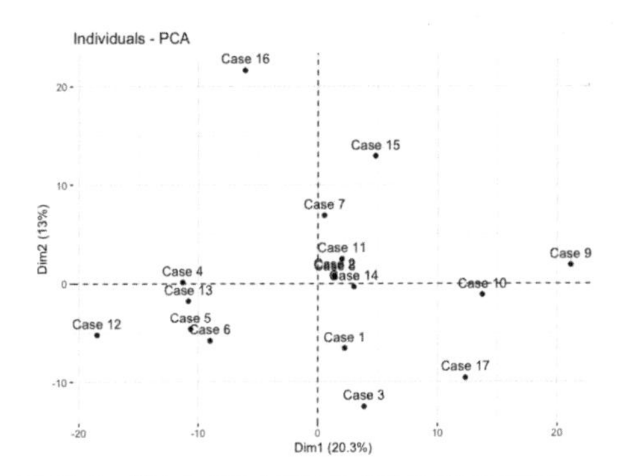

図12-2　第1主成分と第2主成分のスコアプロット

主成分を考慮するので、考慮すべき主成分は多いようです。

スコアプロットを表示します。

```
> fviz_pca_ind(pc, axes = c(1, 2))
```

第一主成分の主成分得点をx軸、第二主成分得点をy軸とした主成分得点のスコアプロットが表示されます（図12-2）。

主成分における寄与率の高い変量の表示します。

```
> fviz_contrib(pc, choice = "var", axes = 1, top
= 40)
```

図には示しませんが、最も寄与率の高い変量でも0.8%程度です。

主成分分析では、対象がどのように分けられるのか傾向がわかります。しかしながら各変量の意義や関与の程度については充分な解析は困難です。群分けに関与する因子についてはクラスター解析や判別解析などを、上手に組み合わせる必要があります。

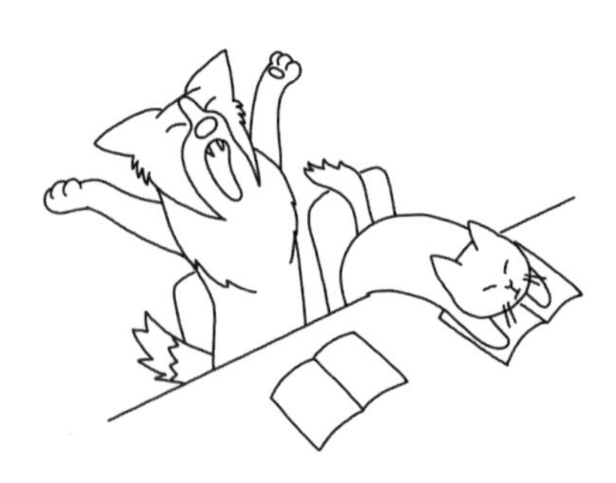

第13章　クラスター解析

クラスター解析は、対象の変量に基づいて、内的結合（internal cohesion）と外的分離（external isolation）により類似した対象のクラスターを形成させる方法です。教師なし（unsupervised）と教師あり（supervised）の方法、階層的なクラスターを形成する方法（hierarchical method）と、階層を形成しない方法（non-hierarchical method）があります。

解析手順

クラスター解析は、四つのステップに分けることができます。第一のステップはデータの確認とフィルタリング（filtering）、第二ステップはデータの正規化（normalization）、第三のステップが距離（distance）の計算、第四ステップがクラスタリング（clustering）です。第一から第三のステップでは、解析する対象の特徴や違いが出るようにデータの調整と距離の計算を行います。

第一ステップのデータの品質の確認とフィルタリングでは、1）欠損値、2）変動の少ない変量、3）外れ値、に注意します。データの欠損は20%が目安です。欠損値にどのような値を入れるかも思案のしどころです。クラスタリングに影響の少ない、変動の小さな変量をはずすこともあります。フィルタリングにより、疾患に特異的に発現する分子を取り除いてしまう可能性もあるため、研究の目的やデザインを充分に勘案します。

第二ステップの正規化は、クラスタリングの結果に大きく影響します。観察された変量がどのような変数なのか、logで変換の必要性、**scale(...)**による正規化の必要性を充分に考慮します。

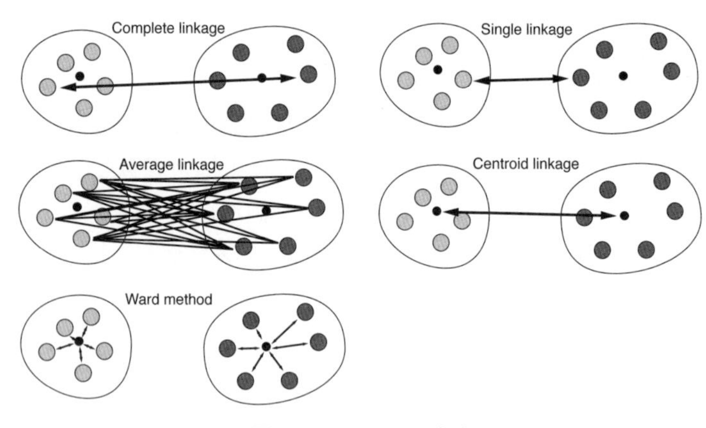

図13-1　Linkageの方法

第三ステップの距離の計算方法には、絶対的な距離を計算するユークリッド（Eucledian）やマンハッタン（Manhathan）法の他、相対的な距離をPearsonやSpearmanの相関（correlation）で計算する方法があります。

第四ステップの類似度の計算方法には、Complete, Average, Centroid, Ward法などがあります（**図13-1**）。類似度の微妙な対象は、計算方法によりクラスターが少々変わりますが、クラスターの概略は、計算方法であまり大きく違わないように思われます。

距離の計算方法

距離の計算に、相対的な相関を使うのか、絶対的なユークリッド法を使うかは重要な問題です。例題を用いて違いを考察します（*Statistics and Data Analysis for Microarrays Using R and Bioconductor*）。

s1 = (1, 2, 3, 4, 5)、s2 = (5, 4, 3, 2, 1)、s3=(100, 200, 300, 400, 500) のベクターの三つのベクターデータを想定します。相関とユークリッド法で距離を算出し、Packageのgplotsでクラスタリング、ヒートマップの作成と段階を踏んで進めます。

使用Package

```
gplots
```

解析例

```
> library(gplots)

> s1 <- c(1, 2, 3, 4, 5)
> s2 <- c(5, 4, 3, 2, 1)
> s3 <- c(100, 200, 300, 400, 500)
```

データをmatrixにします。

```
> m <- matrix(rbind(s1, s2, s3), ncol = 5)
```

相関で距離を計算する場合、**1-cor(...)**で距離を計算します。**cor(...)**は-1（非類似、dissimilar）から、1（類似、similar）の値をとります。距離を**1-cor(...)**で計算すると、距離の値を類似の0から非類似の2までの0以上の値とでき、また、非類似度がより大きな値となります。得られた相関行列は**as.dist**で距離とします。

```
> rcor <- as.dist(1-cor(t(m), method =
"pearson"))
> rcor
             1            2
2 2.000000e+00
```

```
3 1.110223e-16 2.000000e+00
```

s1とs3の相関が高いため0に近い値となり、s1とs2、s2とs3の相関はなく、distanceが2となります。各要素についても距離を計算します。

```
> ccor <- as.dist(1-cor(m, method = "pearson"))
> ccor
             1            2            3
4
2 3.619260e-04
3 6.370780e-04 3.864859e-05
4 8.022960e-04 8.652222e-05 9.517087e-06
5 9.101038e-04 1.242149e-04 2.428973e-05
3.398457e-06
```

クラスタリングして、ヒートマップを描きます。

```
> hrcor <- hclust(rcor)
> hccor <- hclust(ccor)
> heatmap.2(m, col = greenred(75), Rowv =
  as.dendrogram(hrcor), Colv = as.
  dendrogram(hccor), scale = "column", density.
  info = "none", trace = "none", cexRow = 1)
```

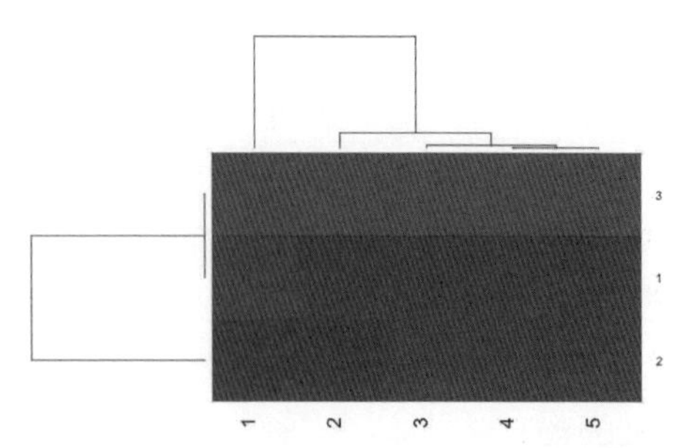

図13-2　相関によるクラスタリング（カラーは口絵5参照）

相関の高いs1とs3がクラスターを形成し、s2が結合されます（**図13-2**）。変量の絶対値ではなく、変量の変化のパターンが反映されます。

ユークリッド法で距離を計算します。相関の計算と縦横が入れ替わるので、t(...)を用いて計算します。

```
> reuc <- dist(m, method = "euclidean")
> ceuc <- dist(t(m), method = "euclidean")
> reuc
           1          2
2   6.324555
3 734.203650 736.922655
```

s1とs2の距離が小さく、s1とs3、s2とs3の距離が大きくなっています。各要素についても計算します。

```
> ceuc
       1      2      3      4
2 100.01
3 200.02 100.01
4 300.03 200.02 100.01
5 400.04 300.03 200.02 100.01

> hreuc <- hclust(reuc)
> hceuc <- hclust(ceuc)
> heatmap.2(m, col = greenred(75), Rowv =
  as.dendrogram(hreuc), Colv = as.
  dendrogram(hceuc), scale = "column", density.
  info = "none", trace = "none", cexRow = 1)
```

距離の小さなs1とs2がクラスターを形成し、s3が結合されます（**図13-3**）。変量の絶対値が反映されるのが理解されます。

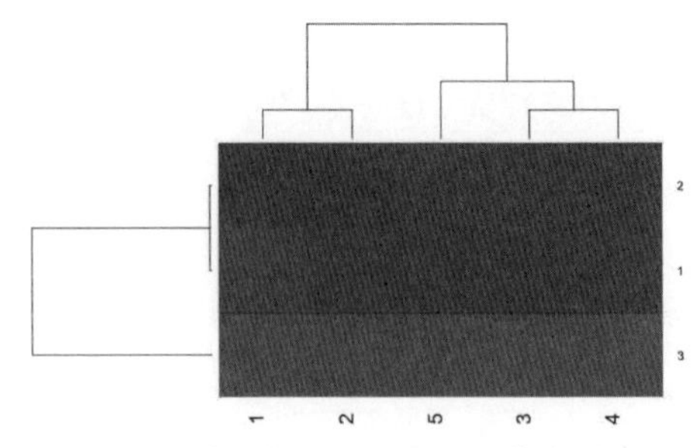

図13-3　ユークリッド法によるクラスタリング（カラーは口絵6参照）

正規化がどのように反映するかについても、これらのデータを使って確認できます。例に示すデータを**scale(...)**で正規化します。相関で計算する距離は変わらず、クラスタリングの結果も変わりません。ユークリッド法で計算すると距離が変わります。実際にコードを入力して確認してみて下さい。

階層的クラスター解析

膵臓原発の神経内分泌腫瘍におけるSSTRのmRNAの発現と、胃癌に発現するタンパク質のデータについて教師なし階層的クラスター解析（unsupervised hierarchical clustering）を行います。PackageはBioconductorから入手したComplexHeatmapを用います。

使用Package

```
ComplexHeatmap
gplots
```

解析例1

膵臓原発の神経内分泌腫瘍における、SSTRのサブタイプのmRNA発現をクラスター解析します。

```
> library(ComplexHeatmap)

> library(readxl)
> SSTR <- read_excel("SSTR.xlsx")
> View(SSTR)
```

行列にするため文字データの症例ラベルの第1列とIHCの第7列を除いて行列にします。その後、行と列にラベルします。

```
> sstr <- matrix(as.matrix(SSTR[1:26,2:6]),
nrow(SSTR), ncol(SSTR)-2)
> rownames(sstr) <- paste("Case", 1:26)
> colnames(sstr) <- paste("SSTR", 1:5)
```

正規化します。

```
> sstrnorm<-scale(sstr)
```

距離の計算にはユークリッド法を用い、クラスタリングにはWard法を用います。

```
> Heatmap(sstrnorm,
  clustering_distance_rows = "euclidean",
  clustering_distance_columns = "euclidean",
  clustering_method_rows = "ward.D2",
  clustering_method_columns = "ward.D2" )
```

Plotsウインドウにヒートマップが描かれます（図13-4）。

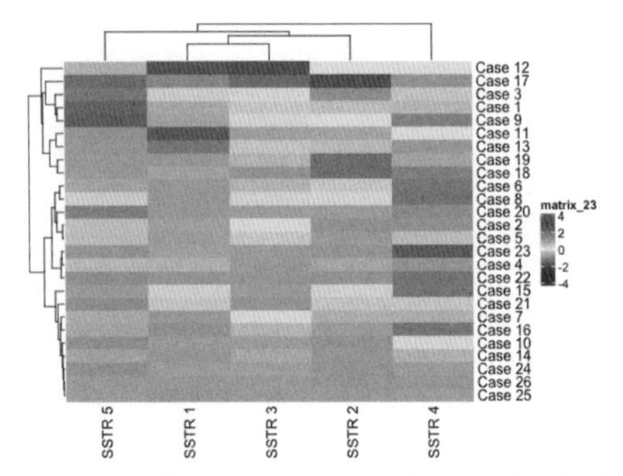

図13-4　SSTR発現のヒートマップ（カラーは口絵7参照）

解析例2

胃癌に発現するタンパク質の発現をクラスター解析します。

```
> library(ComplexHeatmap)

> library(readxl)
> PROTEOMICS <- read_excel("PROTEOMICS.xlsx")
> View(PROTEOMICS)
```

症例ラベルの第1列以外の数値を行列として、行と列に改めてラベルします。

```
> pr <- matrix(as.matrix(PROTEOMICS[1:17,2:484]),
  nrow(PROTEOMICS), ncol(PROTEOMICS)-1)
> l <- colnames(PROTEOMICS[2:484])
> colnames(pr) <- l
> rownames(pr) <- paste("Case", 1:17)

> prnorm <- scale(pr)
```

距離の計算方法とクラスタリングの方法を指定します。

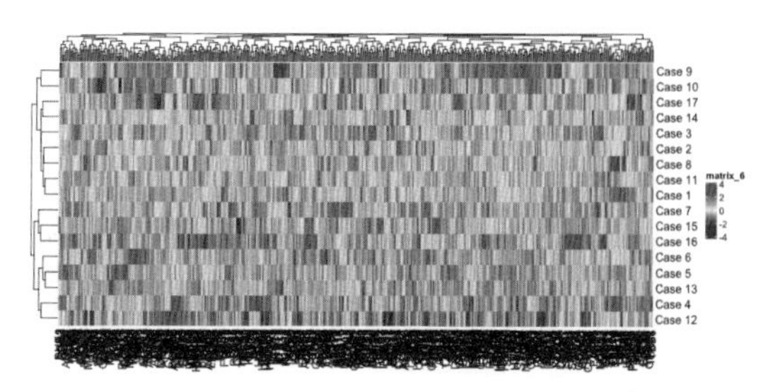

図13-5　Heatmapによるヒートマップ
(カラーは口絵8参照)

```
> Heatmap(prnorm,
  clustering_distance_rows = "euclidean",
  clustering_distance_columns = "euclidean",
  clustering_method_rows = "complete",
  clustering_method_columns = "complete" )
```

ヒートマップが描かれます (図13-5)。投稿用のヒートマップは第15章で作成します。また、クラスターの分離に重要な変量の解析は判別解析で行います。

同様に、Packageのgplotsを用いて解析もできます。

```
> library(gplots)
> library(readxl)
> PROTEOMICS <- read_excel("PROTEOMICS.xlsx")
> View(PROTEOMICS)
> pr <- matrix(as.matrix(PROTEOMICS[1:17,2:484]),
  nrow(PROTEOMICS), ncol(PROTEOMICS)-1)
> l <- colnames(PROTEOMICS[2:484])
> colnames(pr) <- l
> rownames(pr) <- paste("Case", 1:17)
> prnorm <- scale(pr)
```

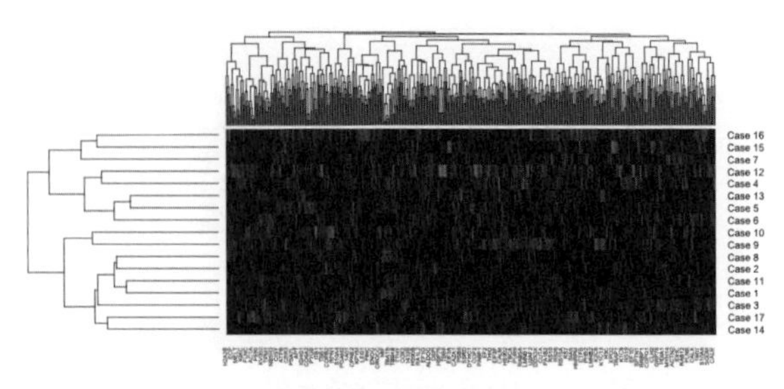

図13-6　heatmap.2によるヒートマップ
（カラーは口絵9参照）

距離を計算します。

```
> distr <- dist(prnorm, method = "euclidean")
> distc <- dist(t(prnorm), method = "euclidean")
```

クラスタリングしてヒートマップを描きます。

```
> hr <- hclust(distr, method = "complete")
> hc <- hclust(distc, method = "complete")
> heatmap.2(prnorm, col = greenred(75), Rowv =
  as.dendrogram(hr), Colv = as.dendrogram(hc),
  scale = "column", density.info = "none", trace
  = "none", cexRow = 1)
Error in plot.new() : figure margins too large
```

エラーメッセージが出ますが、Plotsウインドウにヒートマップが出力されます（図13-6）。

続けて作業をすると、次の出力の際にエラーメッセージが出て、出力ができません。他にエラーを回避する方法がないので、ホウキのアイコンをクリックして出力を消去して次の作業を行って下さい。

第14章　判別分析

クラスター解析に続いて、クラスターの形成に重要な変量の解析を行うため判別分析を行います。各変量について解析する場合には、変量の変化率と統計学的有意性の二つを考慮します。

このような解析には、partial least square-discriminant analysis（PLS-DA）やorthogonal partial least square-discriminant analysis（OPLS-DA）などがあります。解析の手法もさることながら、得られた結果をどのように評価するのか、また、どのように可視化するのか工夫が必要です。

このような解析のために、Packageのmetabolomics univariate and multivariate analysis（muma）を使います（*Curr Metabolomics* 1:180, 2013）。このPackageには、主成分分析や判別解析のfunctionも含まれています。

mumaによる解析

使用するデータは、胃癌のタンパク質の網羅的な発現データで、csv形式で保存します。1列目には症例ラベルが、2列目にはClassとして、クラスター解析で分けられたクラスターが1と2で入力されています（第3章参照）。

使用Package

muma

解析例

```
> library(muma)
```

mumaでは、csvファイルを直接読み込んで解析します。パスは使用する環境に合わせて追加して下さい。

```
> explore.data(file="~/MUMA.csv", scaling =
  "Pareto", scal = TRUE)
[1] "Pairs of Principal Components giving highest
statistical cluster separation are:"
  Pair_of_PCs Sum_p_values(F_statistics)
Variance(%)
1     PC1vsPC2                    0.001959831
43.8
2     PC2vsPC6                    0.013167531
23.0
3     PC2vsPC4                    0.015682152
26.5
4     PC2vsPC11                  0.016644500
19.2
5     PC2vsPC3                    0.019119256
28.7
```

主成分分析の結果と寄与率のグラフが出力されます。解析データは作業ディレクトリのフォルダ“Groups”、“PCA_Data_Pareto”、“Preprocessing_Data_Pareto”に生成されます。

続けて、OPLS-DAを行います。

```
> oplsda("Pareto")
RStudioGD
        2
```

作業ディレクトリにフォルダ“OPLS-DAPareto”が作られ、

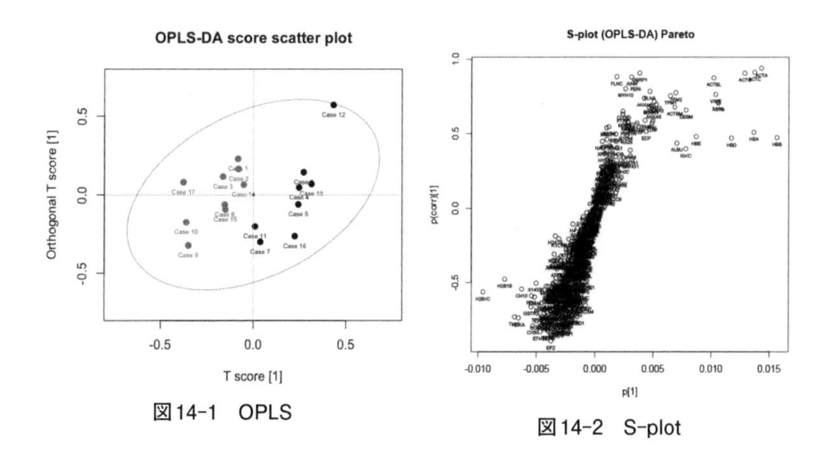

図14-1　OPLS

図14-2　S-plot

その中に解析データが生成されます。Plotsタブには、OPLS-DAのscore scatter plot（**図14-1**）とS-plot（**図14-2**）が出力されます。

S-plotによる変量の解析

クラスターの形成に影響する変量について、S-plotの結果を用いてさらに解析を行います。

S-plotはx軸を共分散p [1]、y軸を相関係数p (corr) [1]として各変量をプロットしたグラフです。p [1]は変量の変動の大きさを、p (corr) [1]は変量の統計学的信頼性を示す指標です。したがって、グラフの右上と左下にプロットされる変量が、クラスターを分ける上で重要な変量と考えられます。これら二つのデータの取り出してさらに細かな解析を行います。

S-plotのpdfファイルは、フォルダ“OPLS-DAPareto”内に“ScorePlot_OPLS-DA_Pareto.pdf”として出力されます。このプ

ロットに使われた各変量のp [1]とp (corr) [1]のデータも、p1_Matrix.csvとpcorr1_Matrix.csvとしてフォルダ内に作成されています。

Environmentタブの Import Datasetから From text (readr)を選択し、p [1]のファイルを選択してデータを読み込みます。

```
> library(readr)
> p1_Matrix <- read_csv("OPLS-DAPareto/p1_Matrix.
  csv")
Parsed with column specification:
cols(
  X1 = col_double(),
  V1 = col_double()
)
Warning message:
Missing column names filled in: 'X1' [1]
> View(p1_Matrix)
```

Sourceウインドウにデータが表示されます。Consoleウインドウには Columnに名前がないとメッセージが出ますが無視してかまいません。

同様にp (corr) [1]のデータを読み込みます。

```
> library(readr)
> pcorr1_Matrix <- read_csv("OPLS-DAPareto/
  pcorr1_Matrix.csv")
Parsed with column specification:
cols(
  X1 = col_double(),
  V1 = col_double()
)
```

```
Warning message:
Missing column names filled in: 'X1' [1]
> View(pcorr1_Matrix)
```

SourceウインドウにデータがSource表示されます。ConsoleにはColumnに名前がないとメッセージが出ますが無視してかまいません。

data.frameにします。

```
> p1 <- p1_Matrix$V1
> pcorr1 <- pcorr1_Matrix$V1
> p <- data.frame(p1, pcorr1)
```

タンパク質名を得るため、解析に用いたMUMAファイルを読み込みます。

```
> library(readr)
> MUMA <- read_csv("MUMA.csv")
Parsed with column specification:
cols(
  .default = col_double(),
  Samples = col_character()
)
See spec(...) for full column specifications.
```

タンパク質名を取り出し、data.frameの行ラベルとします。

```
> l <- colnames(MUMA[3:485])
> rownames(p) <- l
```

data.frameを表示します。

```
> p
```

```
                 p1         pcorr1
AHNK   2.770464e-04  0.1225783769
ITB1   2.541412e-04  0.1568827515
PGBM   1.160426e-03  0.5462132627
CROCC  7.470481e-05  0.0776001277
NACAM -8.173055e-04 -0.6498338963
（中略）
H2B1C -9.574687e-03 -0.5611763290
HBD    1.171321e-02  0.4702550901
HBA    1.363795e-02  0.5092193661
H4    -1.908072e-03 -0.1049618955
HBB    1.562931e-02  0.4733833467
```

483のタンパク質のp [1]とp (corr) [1]のデータを得ることができました。

データをプロットします。

```
> plot(p1, pcorr1)
```

あたりまえですが、図14-2と同じグラフがプロットされます(図14-3)。

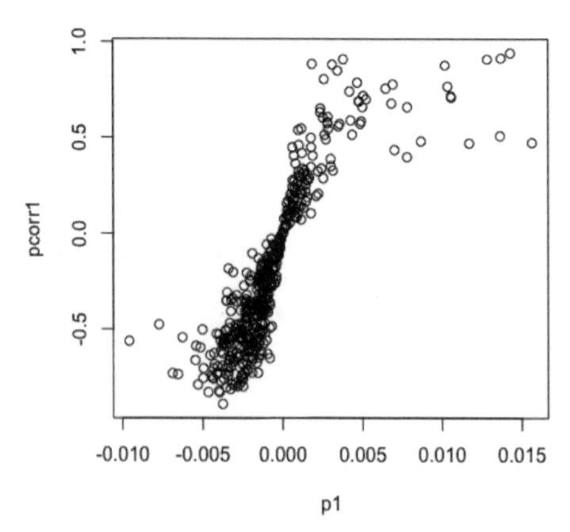

図14-3　p [1]とp (corr) [1]のplot

信頼性の指標であるp (corr) [1]で、降順にソートし、さらに0.6以上のデータを抽出します。

```
> pd <- p[order(p$pcorr1, decreasing = TRUE),]
> pHigh <- subset(pd, pd$pcorr1 >= 0.6)
> pHigh
               p1    pcorr1
ACTA  0.014276876 0.9409278
ACTC  0.013688050 0.9137314
CSRP1 0.003795218 0.9086798
ACTS  0.012833321 0.9081986
FLNC  0.001827304 0.8838548
（中略）
DESM  0.007816664 0.6579261
CLUS  0.002353351 0.6502526
PTRF  0.002337832 0.6309188
VINC  0.002827290 0.6063809
MOES  0.002518325 0.6031483
```

計27個のタンパク質が抽出されました。

今度は、p (corr) [1]が－0.6以下のデータを抽出します。

```
> pLow <- subset(pd, pd$pcorr1 <= -0.6)
> pLow
                 p1     pcorr1
SSRD  -0.0026422806 -0.6001429
GBLP  -0.0022039658 -0.6023873
ROA3  -0.0020290836 -0.6031613
ETFA  -0.0021358944 -0.6124623
HYOU1 -0.0019352874 -0.6137418
（中略）
HNRPF -0.0032869166 -0.8109176
TERA  -0.0040120324 -0.8204987
```

```
ETHE1 -0.0046619741 -0.8268929
TCPB  -0.0039560729 -0.8279473
EF2   -0.0037617672 -0.8887293
```

計81個のタンパク質が抽出されました。

p (corr) [1]が0.6以上と－0.6以下のタンパク質が、クラスターを分ける上で信頼性の高い分子と考えられます。もちろん、変動の大きさを示すp [1]に着目して、変動の大きさから考察を加えることもできます。

論文執筆時には、SIMCA（Umetrics, Umea, Sweden）を用いてS-plotによる解析を行いました。SIMCAによる解析では、p (corr) [1]>=0.6のタンパク質が33個、p (corr) [1]<=－0.6のタンパク質が46個抽出されました。また、483個のタンパク質のデータは、Ingenuity Pathway Analysis（IPA）でパスウェイ解析も行いました。S-plotの解析データとIPAの解析結果を合わせて、分子の絞り込みを行ったところ、DNA損傷応答に関わる分子が抽出されました。

S-plotによる統計学的な意義とともに、IPAによる生物学的な意義を合わせて解析することで、病態に意義のある分子を抽出することができました。データを種々の観点からみることは非常に大事であると実感しました。

第15章　発表用の図の作成

本章では、学会発表や論文投稿を念頭において、これまでの統計解析の結果のグラフや図の作成を行います。

ggplot2による作図

本章では、ggplot2を中心に図を作成します。ggplot2では、グラフの種々の要素を決めるFunctionやOptionを“+”でつないでグラフを構成していきます。一つ一つの要素について、確認しながら進めていくことができます。

ggplot2による作成は、大きく四つのステップに分けることができます。

1 データセットの設定

ggplot (データセット、aes（x=x軸の変数またはfactor, y=y軸の変数））で記述します。変数が1個の場合もあります。

2 グラフの指定

作成するグラフの種類や種々のパラメータを設定します。

3 グラフの要素の設定

x軸やy軸の範囲や目盛り、タイトル、ラベルなどの設定を行います。このステップは、設定する要素に応じて増えます。

4 Themeの設定

最後にグラフ全体のthemeの設定を行います。themeはタイトルやラベル、説明などの種々の要素の位置やフォントのカラーや文字種の設定など行います。投稿用の図を作成するにあたり、形式に一貫性を持たせるために、最後に一定のthemeを適用します。

本章では論文投稿を前提に、図の幅は学術雑誌の1 columnの80 mm、または170 mmを想定し白黒で、フォントはHelveticaを想定して作成します。RStudioのPlotsタブに出力されるグラフは少々奇異にみえますが、最後にベクターで出力するグラフのでき上がりを想定して種々の設定を行います。

出力方法

1 ggsave()を用いた出力

作図したグラフは、ベクター形式（eps）、またはjpgファイルで出力します。出力にあたり、ファイル名に続けて、epsまたはjpgを付けてファイル形式を指定します。ggplotで作成した図はplotで出力できますが、その他のPackageで作成された図の出力にはprintを使います。

ベクター形式（eps）の保存には次のように記述します。

```
> ggsave(file = "ファイル名.eps", plotまたはprint =
  グラフの変数名, units = "mm", width = 80, height
  = 60)
```

jpg形式で保存には、画像の大きさの他に解像度を設定します。投稿用には、最低でも300 dpiが必要です。

```
> ggsave(file = "ファイル名.jpg", plotまたはprint =
グラフの変数名, units = "mm", width = 80, height =
60, dpi = 300)
```

2 RStudioからの出力

RStudioのPlotsタブに描かれたグラフを出力することもできます。PlotsタブからExportをクリックし、Save as Image...を選択します。出力するファイルの種類を選択します。WidthとHeightは大きめの値を入れて下さい。小さい値の場合、グラフが切れてしまう場合があるので注意して下さい。

ヒストグラム

使用Package

```
ggplot2
```

作成例1

剖検症例の年齢分布のヒストグラムを描きます。

```
> library(ggplot2)

> library(readxl)
> AUTOPSY <- read_excel("AUTOPSY.xlsx")
> View(AUTOPSY)
> au <- data.frame(AUTOPSY)
```

データとヒストグラムの描画を設定します。

```
> h1 <- ggplot(au, aes(Age))
> h2 <- h1 + geom_histogram(binwidth = 5, fill =
  "white", colour = "black")
```

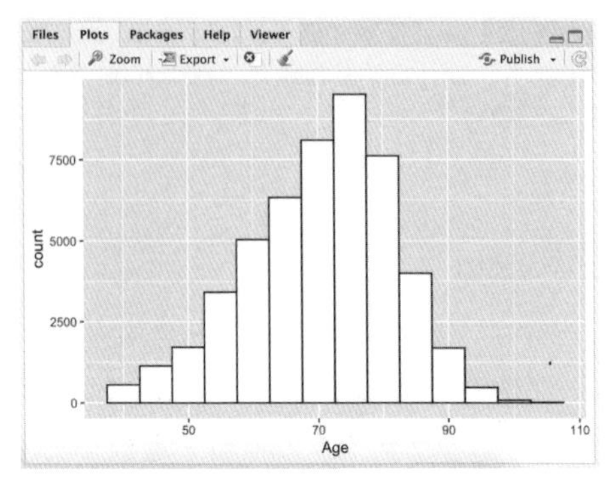

図15-1　ヒストグラム作成過程1

```
> h2（図15-1）
```

タイトルを設定します。

```
> h3_1 <- h2 + ggtitle("Number of autopsy cases")
```

x軸とy軸のラベルを設定します。

```
> h3_2 <- h3_1 + xlab("Age (years old)") +
  ylab("Number")
```

設定する項目が多くなった場合には、複数行となりますが、つなぐ“+”は行末に置きます。

x軸に階級ごとの数字を入れます。y軸の余白をなくし、上限を10,000にし、2,000ごとに数字を入れます。

themaは一気に入力する必要がありますが、がんばって入力します。

```
> h3_3 <- h3_2 +
  scale_x_continuous(breaks = seq(40, 110, by =
```

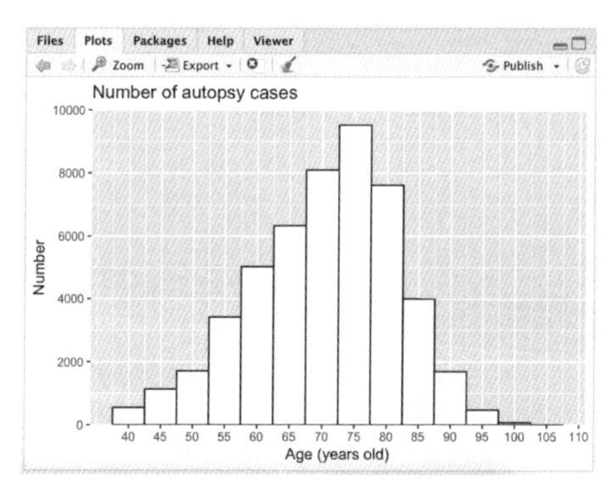

図15-2　ヒストグラム作成過程2

```
  5)) +
   scale_y_continuous(expand = c(0, 0), limits =
   c(0, 10000), breaks = seq(0, 10000, by =
   2000))
> h3_3  (図15-2)
> h4 <- h3_3 +
   theme(panel.grid = element_blank(),
       panel.background = element_blank(),
       plot.margin = margin(0, 5, 0, 0, "mm"),
       legend.text = element_text(family =
       "Helvetica", size = 8, colour = "black"),
       legend.key = element_blank(),
       legend.background = element_rect(fill =
       "transparent"),
       axis.line = element_line(colour =
"black"),
       axis.ticks.x = element_blank(),
       plot.title=element_text(hjust=0.5, family
       = "Helvetica", size = 10, colour =
       "black"),
       axis.title=element_text(family =
       "Helvetica", size = 10, colour = "black"),
```

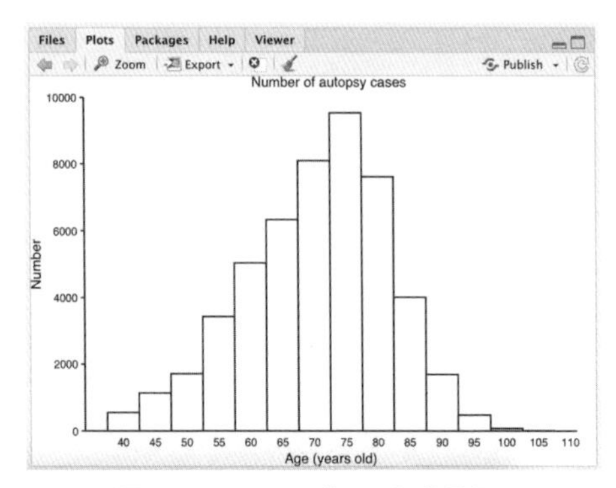

図15-3　ヒストグラム作成過程3

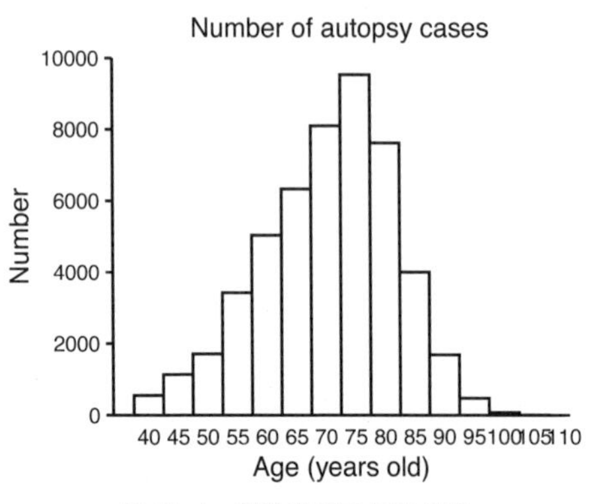

図15-4　剖検症例の年齢分布

```
        axis.text=element_text(family =
        "Helvetica", size = 8, colour = "black") )
> h4（図15-3）
```

ベクター形式で保存します。

```
> ggsave(file = "hist1.eps", plot = h4,
   units = "mm", width = 80, height = 60)
```

Illustratorで開きます（図15-4）。Plotsタブに出力されるグラフとファイルに出力されるグラフは少々異なります。

作成例2

非糖尿病（Non-DM）と糖尿病（DM）の症例に分けてヒストグラムを描きます。

```
> library(ggplot2)

> library(readxl)
> AUTOPSY <- read_excel("AUTOPSY.xlsx")
> View(AUTOPSY)
> au <- data.frame(AUTOPSY)
```

DM列のデータ0と1を“Non-DM”と“DM”に対応させるベクターデータを構成し、作図ではfacet_gridを用います。

```
> lab <- c("Non-DM", "DM")
> names(lab) <- c("0", "1")

> ch1 <- ggplot(au, aes(Age))
> ch2 <- ch1 +
   geom_histogram(binwidth = 5, fill = "white",
   colour = "black") +
   facet_grid(DM~ ., labeller = labeller(DM =
   lab))
> ch3 <- ch2 + ggtitle("Number of autopsy cases")
+
   xlab("Age (years old)") +
   ylab("Number") +
   scale_x_continuous(breaks = seq(40, 110, by =
   5)) +
   scale_y_continuous(expand = c(0, 0), limits =
   c(0, 10000), breaks = seq(0, 10000, by =
```

```
   2000))
> ch4 <- ch3 +
   theme(panel.grid = element_blank(),
       panel.background = element_blank(),
       plot.margin = margin(0, 5, 0, 0, "mm"),
       legend.text = element_text(family =
       "Helvetica", size = 8, colour = "black"),
       legend.key = element_blank(),
       legend.background = element_rect(fill =
       "transparent"),
       axis.line = element_line(colour =
"black"),
       axis.ticks.x = element_blank(),
       plot.title=element_text(hjust=0.5, family
       = "Helvetica", size = 10, colour =
       "black"),
       axis.title=element_text(family =
       "Helvetica", size = 10, colour = "black"),
       axis.text=element_text(family =
       "Helvetica", size = 8, colour = "black") )
> ch4
```

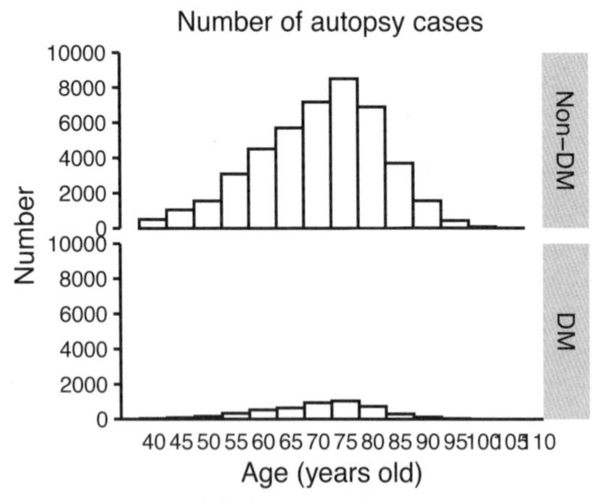

図15-5　非糖尿病と糖尿病症例の年齢分布

上下2段に非糖尿病と糖尿病のヒストグラムが表示されます。ベクター形式で保存します。

```
> ggsave(file = "hist2.eps", plot = ch4,
   units = "mm", width = 80, height = 60)
```

Illustratorでファイルを開きます（図15-5）。

グループ散布図

糖尿病モデル動物の空腹時血糖値のデータのグループ散布図を作成します。

使用Package

```
ggplot2
```

作成例

```
> library(ggplot2)

> cont <- c(4.8, 3.8, 4.7, 4.3, 3.9, 3.6, 4.7,
4.6)
> conttx <- c(4.1, 4.4, 3.7, 4.4, 4.7, 4.4, 4.5,
4.6)
> dm <- c(16.1, 16.7, 15.3, 16.4, 17.4, 16.2,
  15.9, 15.7)
> dmtx <- c(10.2, 11.4, 10.8, 9.9, 10.2, 9.5,
  10.9, 11.7)
> fbs <- c(cont, conttx, dm, dmtx)
> gr <- c(rep("Control", 8), rep("Control+Tx",
  8), rep("DM", 8), rep("DM+Tx", 8))
> f <- data.frame(gr, fbs)
```

```
> dp1 <- ggplot(f, aes(x = gr, y = fbs))
> dp2 <- dp1 +
   geom_dotplot(binaxis = "y", binwidth = 0.5,
   dotsize = 2, stackratio = 0.8, stackdir =
   "center", fill = "white")
> dp3_1 <- dp2 +
  ggtitle("Fasting Blood Sugar Levels in
  Experimental Rats") + xlab("Groups") +
  ylab("FBS")
```

平均に点を、また、標準偏差を重ね書きします。

```
> dp3_2 <- dp3_1 +
   scale_y_continuous(expand = c(0, 0), limits =
   c(0, 20), breaks = seq(0, 20, by = 2)) +
   stat_summary(fun.data = mean_sdl, fun.args =
   list(mult = 1), geom = "errorbar", width =
   0.2) +
   stat_summary(fun = mean, geom = "point")
> dp4 <- dp3_2 +
   theme(panel.grid = element_blank(),
        panel.background = element_blank(),
        plot.margin = margin(0, 5, 0, 0, "mm"),
        legend.text = element_text(family =
        "Helvetica", size = 8, colour = "black"),
        legend.key = element_blank(),
        legend.background = element_rect(fill =
        "transparent"),
        axis.line = element_line(colour =
"black"),
        axis.ticks.x = element_blank(),
        plot.title=element_text(hjust=0.5, family
        = "Helvetica", size = 10, colour =
        "black"),
        axis.title=element_text(family =
        "Helvetica", size = 10, colour = "black"),
```

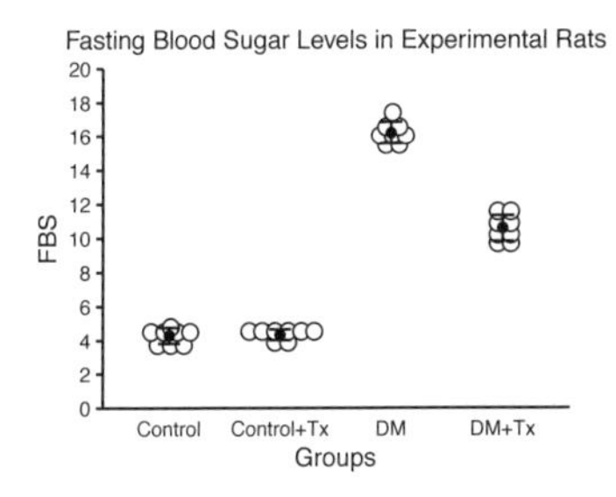

図15-6　糖尿病モデルラットの空腹時血糖

```
        axis.text=element_text(family =
        "Helvetica", size = 8, colour = "black") )
> dp4
```

グループ散布図に平均値と標準偏差が重ね書きされます。ベクター形式で保存します。

```
> ggsave(file = "dotplot.eps", plot = dp4,
   units = "mm", width = 80, height = 60)
```

Illustratorでファイルを開きます（図15-6）。

二次元散布図

使用Package

```
ggplot2
```

作成例1

SSTR2の免疫染色スコアとmRNA発現量の相関図を描きます。

```
> library(ggplot2)

> library(readxl)
```

```
> SSTR <- read_excel("SSTR.xlsx")
> View(SSTR)
> ihc <- SSTR$IHC
> sstr2 <- SSTR$SSTR2
> s<- data.frame(ihc, sstr2)

> jp1 <- ggplot(s, aes(x = ihc, y = sstr2))
> jp2 <- jp1 +
   geom_jitter(shape = 21, size = 3, fill =
"white",
   width = 0.1, height = 0.1)
> jp3 <- jp2 +
   ggtitle("The Relationship of IHC and mRNA
   levels") +
   xlab("IHC Score") +
   ylab("mRNA levels") +
   scale_y_continuous(breaks = seq(0, 700, by =
100))
> jp4 <- jp3 +
   theme(panel.grid = element_blank(),
       panel.background = element_blank(),
       plot.margin = margin(0, 5, 0, 0, "mm"),
       legend.text = element_text(family =
       "Helvetica", size = 8, colour = "black"),
       legend.key = element_blank(),
       legend.background = element_rect(fill =
       "transparent"),
       axis.line = element_line(colour =
"black"),
       axis.ticks.x = element_blank(),
       plot.title=element_text(hjust=0.5, family
       = "Helvetica", size = 10, colour =
       "black"),
       axis.title=element_text(family =
       "Helvetica", size = 10, colour = "black"),
       axis.text=element_text(family =
```

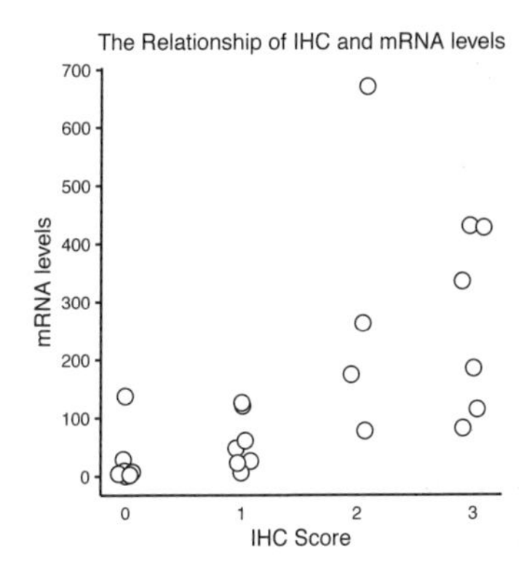

図15-7　SSTR2の免疫染色スコアとmRNA発現レベル

```
        "Helvetica", size = 8, colour = "black") )
> jp4
```

ベクター形式で保存します。

```
> ggsave(file = "jitterplot.eps", plot = jp4,
   units = "mm", width = 80, height = 80)
```

Illustratorでファイルを開きます（図15-7）。

作成例2

HER2陽性乳癌のwt-HER2とdelta-HER2の発現量の散布図を作成します。

```
> library(ggplot2)

> library(readxl)
> HER2 <- read_excel("HER2.xlsx")
> View(HER2)
> wild <- HER2$wHER2
> delta <- HER2$dHER2
```

```
> br <- data.frame(wild, delta)

> sp1 <- ggplot(br, aes(x = wild, y = delta))
> sp2 <- sp1 +
   geom_point(shape = 21, size = 3, fill =
"white")
> sp3_1 <- sp2 +
   ggtitle("The Relationship of wt-HER2 and
   delta-HER2") +
   xlab("wt-HER2") +
   ylab("delta-HER2")
```

相関・回帰解析で示したように、この二つの変数の関連はべき乗の関連なので、x軸とy軸を対数として、x軸とy軸の比率を1:1とします。

```
> sp3_2 <- sp3_1 +
   scale_x_log10(limits = c(0.1, 600), breaks =
   c(0.1, 1, 10, 100, 600)) +
   scale_y_log10(limits = c(0.1, 600), breaks =
   c(0.1, 1, 10, 100, 600)) +
   coord_fixed(ratio = 1)
```

第11章で得られた回帰係数を用いて、回帰直線を描画し、注釈を入れます。

```
> sp3_3 <- sp3_2 +
   geom_abline(intercept = 0.164, slope = 0.923)
+
   annotate("text", x = 2, y = 0.4, family =
   "Helvetica", size = 2.5, label="Log(delta-
   HER2)\n=0.923xlog(wt-HER2)+0.164\nR^2=0.86,
   p<0.0001", hjust = 0)
```

書き込む位置は、x軸の2、y軸の0.4の位置（x=2, y=0.4）に、左揃え（hjust=0）で書き込みます。\nは改行を示します。文字のsizeはmm単位での設定となります。

```
> sp4 <- sp3_3 +
   theme(panel.grid = element_blank(),
        panel.background = element_blank(),
        plot.margin = margin(0, 10, 0, 0, "mm"),
        legend.text = element_text(family =
        "Helvetica", size = 8, colour = "black"),
        legend.key = element_blank(),
        legend.background = element_rect(fill =
        "transparent"),
        axis.line = element_line(colour =
"black"),
        plot.title=element_text(hjust=0.5, family
        = "Helvetica", size = 10, colour =
        "black"),
        axis.title=element_text(family =
        "Helvetica", size = 10, colour = "black"),
        axis.text=element_text(family =
        "Helvetica", size = 8, colour = "black") )
```

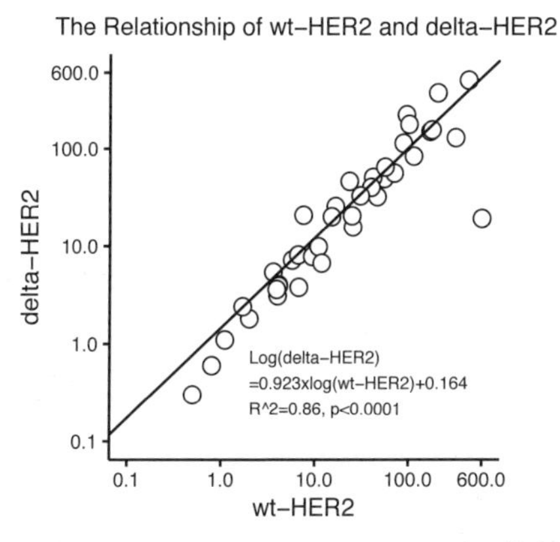

図15-8　wt-HER2とdelta-HER2の二次元散布図

axis.ticks.x=element_blank()は今回は使わず、x軸にtickを入れています。

ベクター形式で保存します。

```
> ggsave(file = "scatterplot.eps", plot = sp4,
   units = "mm", width = 80, height = 100)
```

Illustratorでファイルを開きます（図15-8）。

ヒートマップ

投稿用のヒートマップの作成には、PackageのComplexHeatmapのHeatmapを用います。

使用Package

```
ComplexHeatmap
ggplot2
```

作成例

```
> library(ComplexHeatmap)
> library(ggplot2)

> library(readxl)
> PROTEOMICS <- read_excel("PROTEOMICS.xlsx")
> View(PROTEOMICS)
> pr <- matrix(as.matrix(PROTEOMICS[1:17,2:484]),
  nrow(PROTEOMICS), ncol(PROTEOMICS)-1)
> l <- colnames(PROTEOMICS[2:484])
> colnames(pr) <- l
> rownames(pr) <- paste("Case", 1:17)
```

```
> prnorm <- scale(pr)
```

列にタンパク質、行には症例が並ぶように作図します。

show_column_names = FALSEとしてタンパク質名の表示しません。

```
> Heatmap(prnorm,
      clustering_distance_rows = "euclidean",
      clustering_distance_columns = "euclidean",
      clustering_method_rows = "complete",
      clustering_method_columns = "complete",
      width = unit(140, "mm"),
      height = unit(40, "mm"),

      row_dend_side = "right",
      row_dend_width = unit(20, "mm"),
      show_row_names = TRUE,
      row_names_side = "right",
      row_names_gp = gpar(fontfamily =
      "Helvetica", fontsize = 8),

      column_dend_side = "top",
      column_dend_height = unit(20, "mm"),
      show_column_names = FALSE,
      column_names_side = "top",
      column_names_gp = gpar(fontfamily =
      "Helvetica", fontsize = 8) )
```

胃癌のタンパク発現のヒートマップが示されます。

ggplot2で作成した図ではないのでggsaveでは出力できません。Plotsタブから Exportをクリックし、Save as Image...を選択します。出力するファイルとしてepsを選択します。Illustratorでファイルを開いて確認します（**図15-9**）。

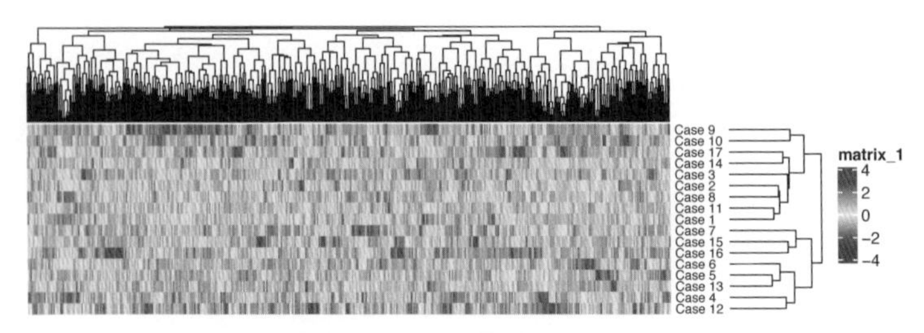

図15-9　胃癌のタンパク質発現のクラスター解析

列に症例、行にタンパク質の縦長のヒートマップを作成するためには、クラスタリングのデータを

`t(prnorm)`とし、

`width = unit(40, "mm"),`

`heigth = unit(140, "mm")`

と指定します。

Kaplan-Meier曲線

Kaplan-Meier曲線の描画には、Packageのsurvivalとsurvminerを使用します。

使用Package

```
ggplot2
survival
survminer
```

作成例

```
> library(ggplot2)
> library(survival)
```

```
> library(survminer)

> library(readxl)
> SURVIVAL <- read_excel("SURVIVAL.xlsx")
> View(SURVIVAL)
> sv <- data.frame(SURVIVAL)

> sf <- survfit(Surv(sv$Time, sv$Status) ~ PDIA3,
  conf.type = "log", conf.int = 0.95, type =
  "kaplan-meier", error = "greenwood", data = sv)
```

作図はggplot2ではなく、survminerのggsurvplotを使います。グラフの要素の細かい指定を1行1行書いていく必要があります。最終的な体裁はthemeと同様の設定を、ggthemeを使ってコードします。少々長いコードですががんばって入力します。

凡例（legend）のタイトルはなしとします。また、凡例は、グラフの左下を（0, 0）、右上を（1, 1）とした座標の（0.2, 0.3）に書き込みます。

```
> sc <- ggsurvplot(sf, data = sv,
       size = 0.5,
       linetype = c(1,2),
       palette = c("black", "black"),

       title ="Survival of cases of gastric
cancer",
       xlab = "Time (months)",
       ylab = "Probability",
       xlim = c(0, 96),
       ylim = c(0, 1),
       break.time.by = 12,
       axes.offset = FALSE,

       legend.title = "",
```

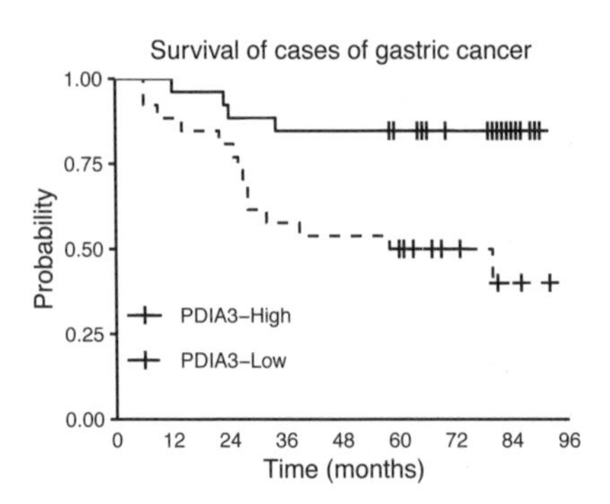

図15-10 Kaplan-Meier曲線

```
      legend.labs = c("PDIA3-High", "PDIA3-Low"),
      legend = c(0.2, 0.3),

      ggtheme = theme(panel.grid = element_
blank(),
            panel.background = element_blank(),
            plot.margin = margin(0, 5, 0, 0,
"mm"),
            legend.text = element_text(family =
            "Helvetica", size = 8, colour =
            "black"),
            legend.key = element_blank(),
            legend.background = element_rect(fill
            = "transparent"),
            axis.line = element_line(colour =
"black"),
            axis.ticks.x = element_blank(),
            plot.title=element_text(hjust = 0.5,
            family = "Helvetica", size = 10,
            colour = "black"),
            axis.title=element_text(family =
            "Helvetica", size = 10, colour =
            "black"),
```

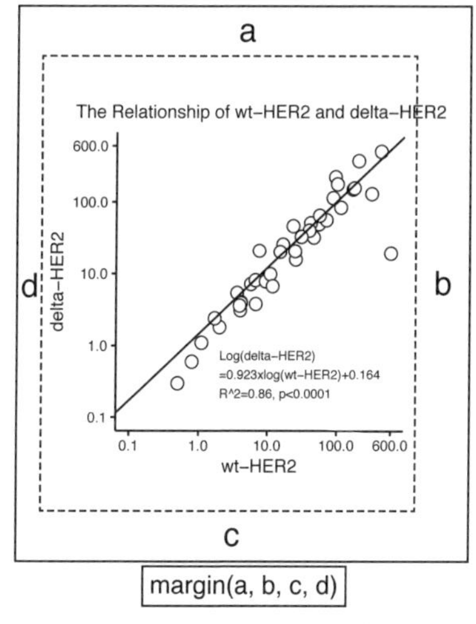

図15-11　Marginの設定

```
          axis.text=element_text(family =
          "Helvetica", size = 8, colour =
          "black") ) )
> sc
```

PDIA3の発現のHighとLow群の予後のグラフが示されます。

ベクター形式で保存します。このグラフはggplotで描いたグラフではないので、ggsaveのplotでは出力できません。printを使って出力します。

```
> ggsave(file = "survival.eps", print(sc),
   units = "mm", width = 80, height = 60)
```

Illustratorで開きます（**図15-10**）。また、RStudioの**Plots**タブからも出力できます。

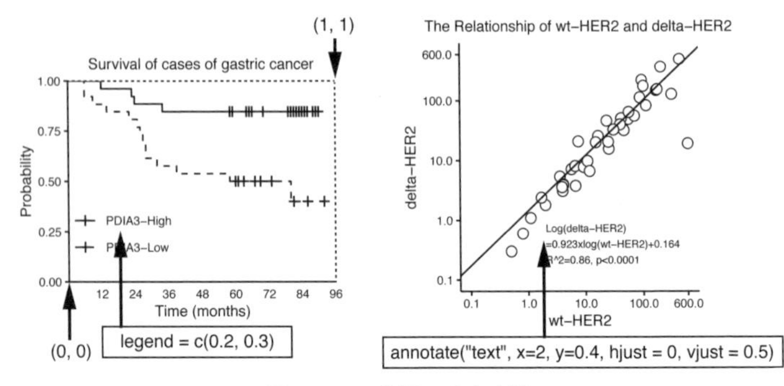

図15-12　座標の設定方法

作図のポイント

Marginの設定

グラフ描くにあたり、themeでplot.marginを設定しています（**図15-11**）。Marginは、上、右、下、左の時計回りに設定し、単位を“inch”、“cm”、“mm”で指定します。今回、図は雑誌の1カラムの80 mmと170 mmを想定しています。グラフやタイトルなどの項目すべてが描出されるように、右のmarginのみ注意して設定しています。heightは上下が切れない大きさを入れます。投稿用の図を作成する場合、余白が多いと図が小さくなって見にくくなります。使えるスペースは最大限使います。

座標

注釈や凡例のグラフ内の位置の決め方は2通りあります（**図15-12**）。一つは、plotの枠組みの左下を（0, 0）、右上を（1, 1）とした座標を想定して、入れる位置を指定する方法です。Kaplan-Meier曲線の凡例はこの方法で指定しています。もう一つは、グラフのxとyの座標を使って指定する方法です。散布図

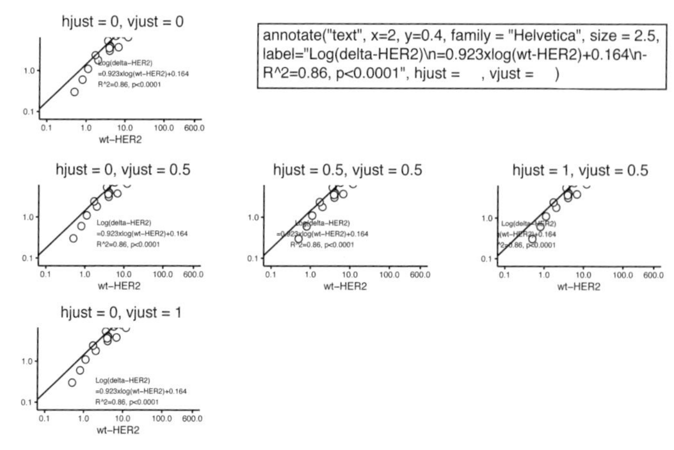

図15-13　hjust、vjustの設定

の注釈はこの指定方法です。指定の方法はfunctionにより異なるので確認が必要です。どこに入れるかは、文字の揃えも影響しますので、ある程度試行錯誤が必要です。

hjustとvjustの設定

水平揃えはhjustで指定します。左揃えはhjust = 0、中央揃えはhjust = 0.5、右揃えはhjust = 1で指定します。また、垂直揃えはvjustで指定し、上揃えvjust = 0、中央揃えvjust = 0.5、下揃えvjust = 1で指定します。散布図の注釈について、水平と垂直揃えを変えてみます（**図15-13**）。

作成されたグラフは、そのまま用いることもできますが、論文投稿にあたっては他のグラフや写真と合わせることが多いと思います。PhotoshopやIllustratorで読み込んで体裁を整えます。

参考資料

参考書籍

1 永田靖，吉田道弘：統計的多重比較法の基礎．サイエンティスト社，1997.

2 青木繁伸：Rによる統計解析．オーム社，2009.

3 日本統計学会：統計学基礎．東京図書，2012.

4 Chung W（石野弓美子 他 訳）：Rグラフィックスクックブック．オライリージャパン，オーム社，2013.

5 金城俊哉：R統計解析パーフェクトマスター．秀和システム，2017.

6 江口哲史：自然科学研究のためのR入門―再現可能なレポート執筆実践．共立出版，2018.

7 Sorin Draghici: Statistics and Data Analysis for Microarrays Using R and Bioconductor. CRC Mathematical and Computational Biology Series, CRC Press, 2012.

参考論文

1 日本乳癌学会編: 臨床・病理乳癌取扱い規約 第18版，金原出版，2018.

2 Gerdes J, Lemke H, Baisch H, et al.: Cell cycle analysis of a cell proliferation-associated human nuclear antigen defined by the monoclonal antibody Ki-67. *J Immunol* **133**:1710-5, 1984.

3 Allred DC, Harvey JM, Berardo M, et al.: Prognostic and predictive factors in breast cancer by immunohistochemical analysis. *Mod Pathol* **11**:155-68, 1998.

4 van den Berg RA, Hoefsloot HCJ, Westerhuis JA, et al.: Cantering, scaling, and transformations: improving the biological information content of metabolomics data. *BMC Genomics* **7**:142, 2006.

5 Volante M, Brizzi MP, Faggiano A, et al.: Somatostatin receptor type 2A immunohistochemistry in neuroendocrine tumors: a proposal of scoring system correlated with somatostatin receptor scintigraphy. *Mod Pathol* **20**:1172-82, 2007.

6 Gaude E, Chignola F, Spiliotopoulos D, et al.: muma, An package for metabolomics univariate and multivariate statistical analysis. *Curr Metabolomics* **1**:180-189, 2013.

解析データの出典論文

1 Nakayama Y, Wada R, Yajima N, et al.: Profiling of somatostatin receptor subtype expression by quantitative PCR and correlation with clinicopathological features in pancreatic endocrine tumors. *Pancreas* **39**:1147-54, 2010.

2 Wada R, Yagihashi S, Naito Z: mRNA expression of delta-HER2 and its clinicopathological correlation in HER2-overexpressing breast cancer. *Mol Med Rep* **14**:5104-5110, 2016.

3 Arai H, Wada R, Ishino K, et al.: Expression of DNA damage response proteins in gastric cancer: Comprehensive protein profiling and histological analysis. *Int J Oncol* **52**:978-988, 2018.

4 Shimoda T, Wada R, Kure S, et al.: Expression of protein disulfide isomerase A3 and its clinicopathological association in gastric cancer. *Oncol Rep* **41**:2265-2272, 2019.

5 Wada R, Kimura S, Kure S, et al.: Analysis of association of diabetes mellitus with cancer using the Annual of Pathological Autopsy Cases in Japan. *World Acad Sci J* **2**:11, 2020.

和文・英文索引

一元配置分散分析 …… 47

カイ二乗検定 …… 54
階層的クラスター解析 …… 86
基本統計量 …… 38
距離の計算方法 …… 82
グループ散布図 …… 107

座標 …… 119
主成分分析 …… 77
数量化 …… 10,15
生存時間分析 …… 61
線形単回帰解析 …… 71
相関係数 …… 68,93

多重比較 …… 47,48
特殊文字 …… 4
独立性の検定 …… 59

二次元散布図 …… 109,113

判別分析 …… 91
ヒストグラム …… 101
ヒートマップ …… 113

免疫染色 …… 11,68

ログランク検定 …… 61,66
ロジスティック回帰解析 …… 68,73

annotate() …… 112,120
ANOVA (analysis of variance) …… 51
aov() …… 51
as.dist …… 83
as.matrix …… 87
axis.line …… 103,117
axis.text …… 106
axis.ticks.x …… 103,110
axis.title …… 110,112

BiocManager …… 7
Bioconductor …… 7,86
Bonferroni method (Bonferroni法) …… 47,48
breaks …… 102,112

c() …… 24
cbind() …… 26,28
Chi-square test …… 54
chisq.test() …… 55
clust() …… 000
colnames() …… 34,57
ComplexHeatmap …… 86
continuous variable …… 10
cor() …… 83
correlation …… 68,82
cor.test() …… 69
coxph() …… 62
Cox proportional hazard test (Cox比例ハザードモデル) …… 61

data.frame() …… 23,33

dist() ···· 89

element_blank() ···· 103
Environment ···· 2,30
epiDisplay() ···· 73
explore.data() ···· 32,92

factoextra ···· 77
FactoMineR ···· 77
factors() ···· 25
family ···· 74,103
for ···· 57
Function ···· 91,99
fviz_contrib() ···· 79
fviz_pca_ind() ···· 79
fviz_screeplot() ···· 78

geom_abline() ···· 112
geom_dotplot() ···· 107
geom_histogram() ···· 101
geom_jitter() ···· 109
geom_point() ···· 111
ggpubr ···· 6
ggsave ···· 113,115
ggtheme ···· 116
ggplot() ···· 41
gplots ···· 83
ggplot2 ···· 40
ggtitle() ···· 102
glm() ···· 74

hclust() ···· 84
Heatmap() ···· 114
heatmap.2() ···· 84

help ···· 35
hist() ···· 39

Kaplan Meier method
(Kaplan Meier法) ···· 61,66
kruskal.test() ···· 48
Kruskal-Wallis test
(Kruskal-Wallis検定) ···· 47

library() ···· 54,61
list() ···· 108
lm() ···· 72
log() ···· 71
logistic.display() ···· 74
log rank test ···· 61

Mann-Whitney U test
(Mann-Whitney U検定) ···· 44
Marginの設定 ···· 119
matrix ···· 23
multivariate analysis ···· 61
muma ···· 91

names() ···· 105
NSM3 ···· 49

OPLS-DA (orthogonal partial least square-discriminant analysis) ···· 91

Package ···· 3,5,8
par() ···· 39
Pareto ···· 92
plot() ···· 43,69
plot.title ···· 103

principal component analysis 77
print() 100,118
pSDCFlig(...) 50

rbind() 26
readxl 30
rep() 41
rownames() 87

scale() 87
scale_x_continuous() 102
scale_x_log10() 112
scale_y_continuous() 102
scale_y_log10() 112
scaling 39,92
shapiro.test() 45
Spearman rank correlation
(Spearmanの順位相関係数) 68
stats 6
Steel Dwass method
(Steel-Dwass法) 47
str() 54
subset() 38,97
summary() 38,72
Surv() 62
survdiff() 67
survfit() 66
survminer 115

t() 114
table() 36
theme() 100,108
t-test(t検定) 46
t.test() 46
Tukey's test(Tukey法) 47
TukeyHSD() 52

univariate analysis 61

wilcox.test() 44

xlab() 102
xlim 117

ylab() 102
ylim 117

著者紹介

和田龍一

弘前大学 医学部 卒業
弘前大学大学院 医学研究科 修了
弘前大学 医学部 分子病態病理学 准教授
日本医科大学 統御機構診断病理学・付属病院病理診断科 准教授
現在、柏厚生総合病院 病理診断科 部長

挿絵　和田由美子

Rの第一歩
Rで解析して論文を書く

2021年1月30日　初版発行

著 者　和田　龍一

発行所　丸善プラネット株式会社
〒101-0051　東京都千代田区神田神保町二丁目17番
電話（03）3512-8516
http://planet.maruzen.co.jp/

発売所　丸善出版株式会社
〒101-0051　東京都千代田区神田神保町二丁目17番
電話（03）3512-3256
https://www.maruzen-publishing.co.jp/

印刷・製本　富士美術印刷株式会社

ISBN978-4-86345-476-7